Schoolbook for Recovery

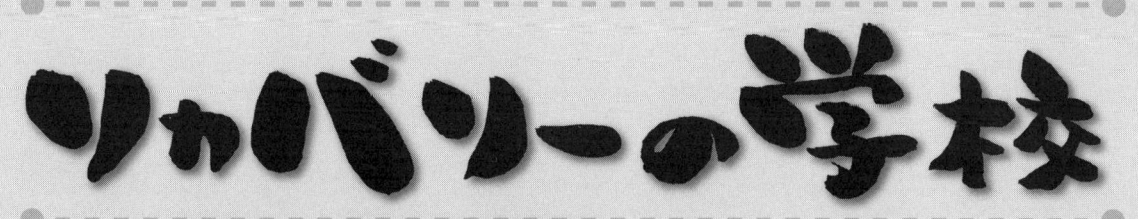

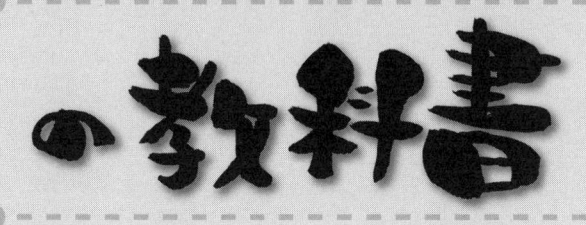

リカバリーの学校の教科書

精神疾患があっても充実した人生を送れます！

編著
飯野 雄治
中原 さとみ
リカバリーキャラバン隊

::: EDITEX

はじめに

　リカバリーの学校は、支援者、当事者、家族が一緒になって、充実した人生を歩むために学ぶ場です。疾患経験者の体験談も交えて、自分の人生を充実させるために学びます。

　精神疾患を経験している人には、学ぶ場が必要です。1人の人間として自分の人生を考え、豊かにするために必要です。ここで学ぶべき内容は、疾患の有無に関係ないものでしょう。しかし、精神疾患をもつと学びの機会を失いやすいものです。カルチャーセンターや通信講座、公民館での学習会など学びの機会は増えていますが、難しそうな内容だし、途中でトイレに抜けたり、遅刻したり早退するのは許されなさそうです。授業中に突然、当てられたりするのではないかという不安もあるでしょう。薬の飲み方や病気のことを教えてくれるのも悪くはないけれど、病人としてつつましく生きる知恵を学ぶだけでは物足りないでしょう。

　精神疾患を治すことはここでは脇に置いて、疾患があっても充実した人生を過ごすことについて、学んでみましょう。

　精神疾患がある人の支援や治療の現場でよく耳にするようになった「リカバリー」という言葉を、サービスの利用者である当事者や家族が知りたいと考えたとき、とても情報が少ないと感じています。私たちはリカバリーという言葉の意味、イメージ、考え方を、この言葉と関連する現象や概念とともに説明する「リカバリーの学校」という学習会を精神疾患の当事者とともに3年ほど行ってきました。そのときに作成した資料に解説をつけたものが本書です。リカバリーを説明するために、哲学、社会学、心理学、言語学、歴史学など広範な分野の知的財産の力を借りました。リカバリーが英語ではなく、カタカナで表せる立派な日本語であると感じています。

　初版の発行から10年近く経ったので、本書を活用する方々と意見交換しつつ社会情勢や内容を点検しました。感染症の拡大などが広がる昨今、本書は精神疾患がある人の関係者にとどまらず役立つとともに、オンライン学習会や在宅勤務での宿題等で活用するのに適していると報告いただいています。本書を読み、ときには書き込んでみることで、多くの人に生きるうえでの勇気やヒントをもってもらえるといいなと思っています。

2021年3月
リカバリーキャラバン隊
飯野 雄治
中原 さとみ

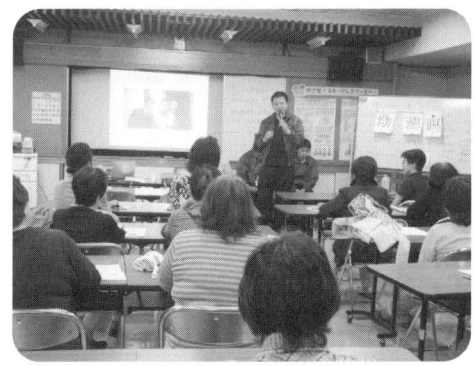

保健センターにて当事者・家族向けにリカバリーの学校を開きました

リカバリーの学校について

　リカバリーの学校では、精神疾患をもつ人が講師の立場で登場します。合理的配慮をしながら、リカバリー経験者としての工夫や体験などを伝えていただきます。そして参加者のリカバリーが始まると、リカバリーした人がまた講師の側に回るという、リカバリーの連鎖が起きます。

　リカバリーの学校は、IPS（Individual Placement and Support）と並行してリカバリーに関する心理教育をすることの必要性を学会で提案するプロセスから生まれました。学会発表では、リカバリーに関する学習プログラムの提供は、もはや心理教育の定義から外れるとの批判をいただきました。確かに心理教育の目標は「主体的な療養生活」であるため、私たちのゴールとは程遠いものでした。もうひとつ、解消したい問題がありました。それは開いていく一方の、サービスを提供する側とそれを受け取る側の知識の差です。支援者たちには研修や勉強会の機会が数多く設定され、新しい知識が次々と吸収されていく一方で、家族や当事者たちにはリカバリーを学ぶ機会がなかったことです。さらに、リカバリーの学校は職場開拓としての側面があります。つまりこの企画は、リカバリー経験を伝達する当事者たちに、その価値に見合った対価を払うしくみをつくるための仕掛けでもあります。

　この本に紹介しているように、リカバリーの学校の「生徒」だった人たちのリカバリーが新しい「先生」として活躍するという、リカバリーの連鎖反応もまたこのプログラムの魅力のひとつです。

　リカバリーの学校では毎回参加者にアンケートを取り、参加前後の意識の変化を数値化しています。この結果は平成23年度日本精神障害者リハビリテーション学会で報告しましたが、おおざっぱにいうと、参加者の3分の1のリカバリーの改善に関係しているといえそうな変化が起きていることがわかりました（次ページ【効果測定結果】参照）。

　各回は45分×2コマ、あるいは60分×1コマで行い、この教科書でいう見開き3ページ分程度を行っています。対象は当事者に限定せず、家族や支援者も含めることでノーマライゼーションの視点を取り入れています。また途中の退席や飲食は自由、非難しない、個人情報はもち出さないなどの「安心のためのルール」という合理的配慮を加え、コメンテーターとしてリカバリー経験者などに登壇いただくことでロールモデルやピアサポートの利点も活用しています。さらに講義だけでなく、何らかの作業、ワークショップを含めるようにしています。なお私たちの経験から、参加者は10～30名程度がやりやすいと感じています。

　私たちはこれをやるのに特別な資格は必要なく、いわゆるフィデリティは不要だと考えています。実施者がもつべき興味はそのようなことではなく、参加者のリカバリーです。そして趣旨に照らして、内容をよりよくしたいという熱意はもっていてほしいと考えています。

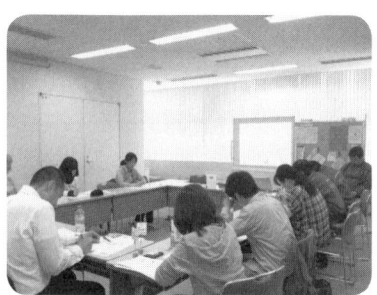

興味のある方はどなたでも参加できます

お互いにこうすることにしましょう（安心のためのルール）

- 時間どおりに始める。お互いの時間を大切にする。
- 途中にトイレや気分転換に席をはずしてもよい。
- 途中に飲食してもよい。
- 人の話しを聞くときは、静かに聞く。
- 個人名は公開しない（守秘義務）。ここだけの話しにしたいときは「ここだけの話しですが〜」と断る。
- 非難や批判をしない。
- 話したくないときは、パスができる。

【効果測定結果】
　テーマ毎にアンケートを実施し、講座前後の参加者の意識変化を測定しました（下記は改善率）。

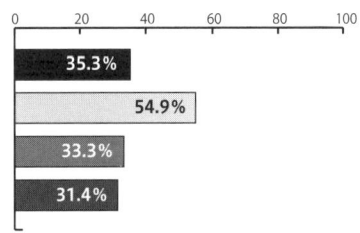

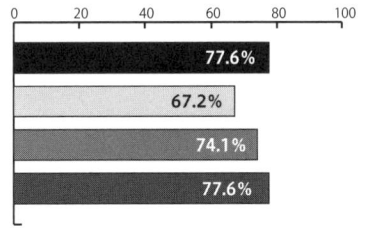

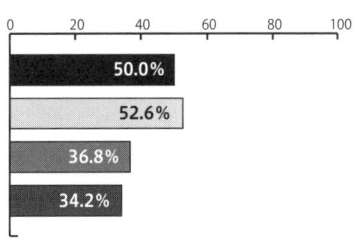

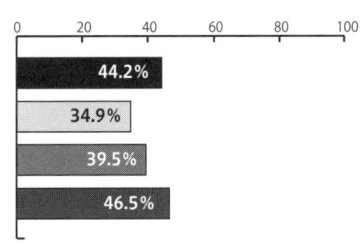

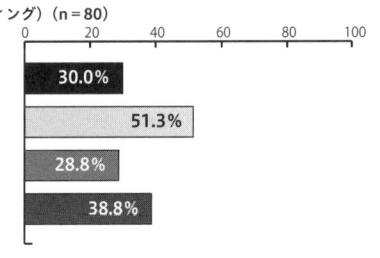

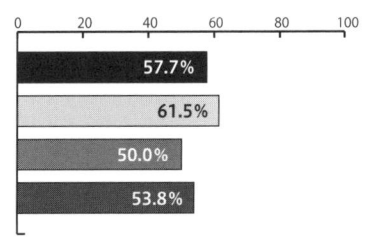

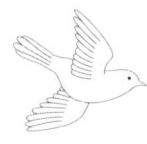

リカバリーの学校の教科書

目 次

はじめに……………………………………………………………………… iii
リカバリーの学校について………………………………………………… iv

第1章 リカバリーの物語

1	ロールモデルをもつ❶ リカバリーの物語を読もう ―挑戦すること―	…………… 2
2	ロールモデルをもつ❷ リカバリーの物語を読もう ―働くということ―	…………… 4
3	ロールモデルをもつ❸ リカバリーの物語を読もう ―あきらめないということ―	……… 6
4	ロールモデルをもつ❹ リカバリーの物語を読もう ―夢や目標をもつということ―	…… 8
5	ロールモデルをもつ❺ リカバリーの物語を読もう ―体験談を聞くということ―	……… 10
6	ロールモデルをもつ❻ リカバリーの物語を読もう ―前向きに考えるということ―	…… 12
7	ロールモデルをもつ❼ 自分の夢を描いてみよう	………………………………………… 14

第2章 考え方と言葉を学ぼう

8	エンパワメント❶ あなたが、あなたの人生の主人公	………………………………… 18
9	エンパワメント❷ 支援を選ぶのはあなたです	……………………………………… 20
10	リカバリー❶ 精神疾患がありながらも充実した生活は送れます	……………… 22
11	リカバリー❷ 精神疾患とともに充実した生活を送る人たちの研究	………… 24

12	リカバリー ❸ リカバリーを自分で説明してみよう………………………	26
13	ストレングスモデル 魅力と可能性を大切にしよう………………………………	28
14	解決志向アプローチ うまくいったことに目を向けてみよう…………………	30
15	レジリアンス 困難に折れないしなやかさ………………………………	32

第3章 よりよく生きるための心理学

16	幸せの感情 ❶ 心を満たす幸せ………………………………………………	38
17	幸せの感情 ❷ 過去に対する感情・未来に対する感情…………………	40
18	幸せの感情 ❸ 現在に対する感情………………………………………	42
19	幸せの感情 ❹ 没頭するって楽しい…………………………………………	44
20	自己効力感と楽観主義 ❶ やる気には見通しと自信が必要………………………	46
21	自己効力感と楽観主義 ❷ やる気と困難の関係………………………………………	48
22	自己効力感と楽観主義 ❸ 楽観的に考えよう…………………………………………	50
23	自己効力感と楽観主義 ❹ やる気をつくり出してみよう……………………………	52
24	美徳と性格の長所 ❶ 長所を活かしてみよう……………………………………	54
25	美徳と性格の長所 ❷ 長所を表す言葉 136 ……………………………………	56
26	美徳と性格の長所 ❸ 性格の強みは誰もがもっている………………………	58
27	美徳と性格の長所 ❹ 短所は裏返せば長所になる……………………………	60

28	美徳と性格の長所 ❺ 自分のなかにある魅力を見つけよう……………………………… 62
29	PTG 困難があるから成長する………………………………………… 64
30	ベネフィットファインディング ❶ 困難から学べること…………………………………………… 66
31	ベネフィットファインディング ❷ 困難から学んだことを探してみよう①………………………… 68
32	ベネフィットファインディング ❸ 困難から学んだことを探してみよう②………………………… 70

第4章 自分を活かすための社会学

33	社会構成主義 現実は言葉でつくられる………………………………………… 74
34	期待と役割の社会学 ❶ 期待されるからがんばれる…………………………………… 76
35	期待と役割の社会学 ❷ 自分で選んだ役割を演じよう………………………………… 78
36	合理的配慮とアドボケイト ❶ 自分に必要な配慮を探そう…………………………………… 80
37	合理的配慮とアドボケイト ❷ 必要なことは具体的に表現して、堂々と求めよう………………… 82
38	ピアサポート ❶ 人はもちつもたれつ…………………………………………… 84
39	ピアサポート ❷ 人を助けることで得られることも多い………………………… 86
40	ピアサポート ❸ お互いの魅力と可能性を引き出す…………………………… 88
41	ピアサポート ❹ リカバリーを信じ合う関係を育てる………………………… 90
42	IPS ❶ 精神疾患があったとしても働くことはできる……………………… 92
43	IPS ❷ 働くこととリカバリー………………………………………… 94

第5章 リカバリーシート

44	リカバリーシート ❶ 私らしさを保つためにシート	98
45	リカバリーシート ❷ 私に必要な配慮シート	100
46	リカバリーシート ❸ 私の目標と計画シート	102
47	リカバリーシート ❹ 私の魅力と可能性シート	104

参考文献……………………………………………………… 106

おわりに……………………………………………………… 108

巻末付録　136 の長所カード………………………………… 109

COLUMN ① リカバリーキャラバン隊とは ……………… 16
COLUMN ② リカバリーを客観的に測るものさし ……… 34
COLUMN ③ レジリアンス発見の歴史 …………………… 36
COLUMN ④ 日本文化に合ったリカバリー ……………… 72
COLUMN ⑤ 医師と患者という２人の専門家 …………… 96

本書の使い方

この本のレイアウト

この本の使い方は自由です。好きなところから、好きなところだけ読んでください。そしてどんどん自分で書き込んでください。紙面の特徴は、以下のようになっています。

- 見開き1ページで内容が完結しています。

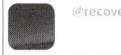 **リカバリーメッセージ**：各項目の主な内容はページ上部にある枠内に書いてあります。ここだけを先に読んでもいいでしょう。

 顔マーク：ページ左上に3つあります。自分にとって大切だと思うページ、なんとなく気に入ったページは、色を塗ったり、市販のシールを貼って印を付けるとよいでしょう。

 読んだ日：ページ右上に日付を書き込む欄があります。書かれている内容について理解が深まったり、読み終わった日付を書き込んでおきましょう。

keyword ★　**キーワード**：ページ右上にキーワードを並べました。各項目のポイントとなる語句をピックアップしてあるので、読む前と読んだ後の参考にしましょう。

リカバリー日記　**リカバリー日記**：精神疾患の当事者たちが書いた文章です。

 解説：本文に出てきた項目について詳しく解説しています。やや専門的な内容になっている場合があります。

 書き込んでみよう：本文を読んで感じたことや考えたことを書いてみましょう。質問に沿って書いていけるようになっています。

- 各項目は見開きページで完結していますが、前後のページには関連する内容が続いていることがほとんどです。わからない内容があったら、前のページに戻るとよいでしょう。
- シートは、必要に応じてコピーして使いましょう。

読む順番のアイデア

この本は、1章に体験談、2～4章が解説、5章は自分で書き込むシートになっています。好きなところから読んでかまいませんが、読む順番について次の3パターンを提案します。

パターン①　順番に読んでいく
- 内容に流れをつけてありますので、順番に読んでいくと理解しやすいでしょう。

パターン②　体験談（第1章）を読んで、さっそく自分でシート（第5章）をやってみる
- 解説が難しく読むのが面倒だったり、途中で飽きてしまったら、体験談だけ読んで、さっそく自分のことを書き込んでいくのもよいでしょう。

パターン③　すぐにシート（第5章）から始める
- 読むのが苦手、嫌いという人は、いきなり自分のことをシートに書き込むことから始めてもよいです。後で気が向いたときに、他のページも読んでみましょう。

使い方のアイデア

本書は学習会の教材として使われていたツールを、1人でもすぐに活用できるように解説を加えて一冊にまとめたものです。自宅や喫茶店、図書館、デイケア、福祉事業所などでゆっくり自分のペースで読めることを願って書きました。わかりづらいことがあったら、周りの人に尋ねる、自分で調べる、あるいはリカバリーキャラバン隊にメール（巻末プロフィール参照）をしましょう。

仲間がいる場合は、仲間と一緒に読むとよいかもしれません。話し合ったり、教え合ったりすることで理解が深まるものです。あるいはデイケアや福祉事業所のプログラムで実践するのもよいでしょう（P.ivを参考にしてください）。私たちが直接、そちらに伺ってやることもできるかもしれません。やりたいことを誰かに相談してみることが、リカバリーにつながります。

長所カードの使い方

巻末に、P.56で紹介している「136の長所」をカードにして載せました。実線に沿って切ると単語カードのようになります。

第1章 リカバリーの物語

精神疾患の当事者によるリカバリーの体験談を紹介します。ここに本書のすべてが凝縮されているといっても過言ではありません。いずれも実在する日本人の体験です。まずは、自らのリカバリーを語る方たちを身近に感じることが大切です。

リカバリーの物語を読もう
ー挑戦することー

 @recoverycaravan
やりたいことに挑戦し、それを実現して周りの人が認めてくれたとき、新しい自分ができあがる。精神疾患の当事者であっても、患者とはまったく違う自分を手に入れることができるのだ。

私の人生論　　渥美 正明（あつみ まさあき）

　入院当日、病棟ではドアに鍵をかけられ、大きな威圧感がありました。病室の前に行くと、今日からここが僕の寝ぐらになるのかなという心境でした。外見は立派で大きな病院でも、ベッドとベッドの間はかなり狭く感じました。

　8年間入院し、体の調子が悪いときは人生を諦めていたことも多くありました。薬の副作用でろれつが回らず、好きなカラオケでうまく歌えないときは、このまま消えてしまおうかという気持ちにもなりました。開放病棟に移り、友人と外出したり食事をするのが、数少ない楽しみでした。

　ある日、デイケアの「ハローワークに同行します」というポスターを見かけて、自分の目の色が変わった気がしました。職員の人にも「渥美さん、働いてみない？」と声をかけられ、自分の人生は自分で掴まないといけない、と考えるきっかけになりました。その後、清掃の仕事に就き、ちゃんと収入を得るまで続けることができました。初めての給料で、仕事帰り喫茶店で飲んだ1杯のコーラがとてもおいしかったです。喜びと輝きを実感しました。

　清掃の仕事を辞めた後は、芸能プロダクションで歌手の付き人として働きました。心身ともに限界を感じるたいへんな仕事でしたが、初仕事である新宿コマ劇場の「大みそか年忘れ日本の歌」を無事に乗り越えることができました。

keyword ★
- ☐ 目の輝き
- ☐ 自分でつかむ
- ☐ 喜びと輝き
- ☐ 人と人とのつながり
- ☐ ほめてもらう
- ☐ やり遂げる
- ☐ 達成感

読んだ日	
1回目	2回目
/	/

渥美正明さんのプロフィール● 44歳、男性。16歳から引きこもりになり、23歳で統合失調症と診断された。2回の入院を体験し、現在は、服薬とデイケアなどで入院することなく症状が安定している。地域活性化のボランティア活動に参加している。母親、妹と3人暮らし。

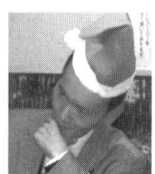

北海道から九州まで日本全国を飛び回ることもあり、こなせる仕事の幅も少しずつ広がっていきました。

その後、政治への興味から、とある政治団体で働く機会を得ました。都議選、衆議院選に関わる仕事も経験しました。この仕事では、人と人とのつながりや絆を大切にしていくこと、とくにそれが自分に輝きを与えてくれました。また、周りの人にほめてもらったことも深く心に残りました。「君が選挙活動してくれたから当選できたんだよ」と言われ、帰り道に公園のベンチでうれしくて泣き崩れ、今までにない達成感を味わいました。そして、炎のように燃える輝く何かを自分のなかに感じました。

前述のとおり、統合失調症に苦しみ、人生を諦めた時期もありました。しかし、今は障害と向き合いながら生きる波瀾万丈の人生です。人との触れ合いを大切にすると、障害者ではなく1人の人として自分を見てくれるようになります。最後までやり遂げることの達成感を大事にして、今後につなげていきたいと思います。

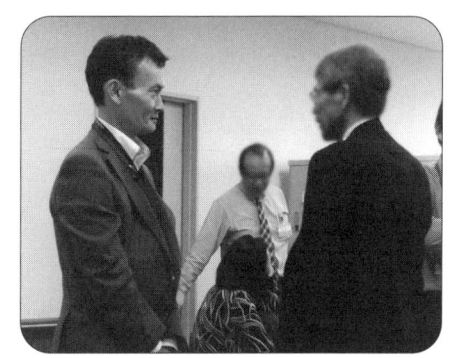

チャレンジ精神は渥美さんの長所です

第1章　リカバリーの物語

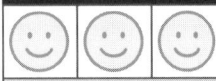

リカバリーの物語を読もう
―働くということ―

 @recoverycaravan
充実した時間を過ごしていると、病気を治すことに必死なときより、病気の治りがより早くなることが多い。だから病気が治ってからでなく、治る前に充実した生活を手に入れるべきだ。

精神障害者でも立派に働ける

中村 孝（なかむら たかし）

　皆さんこんにちは。働いて統合失調症を克服した中村と申します。今の会社には病気のことをオープンにして働いていて9年目になります。老人ホームで洗濯と清掃の仕事をしています。32歳のときに発病しました。病気の具体的な症状は、私のことを誰かが話しているという幻聴、理由もないのに誰かが私のあとばかりついてくるという追跡妄想、私は仕事ができるので所長賞がもらえるという誇大妄想、私は多くの女性から好かれているという恋愛妄想、私は一生懸命仕事をしているのになぜ邪魔をするという被害妄想、あいつは私の悪口ばかり言うのでぶん殴ってやるという加害妄想などがありました。入院は3回し、ある程度症状が安定したので、デイケア、作業所を経て働きました。

　私が働こうと思ったのは、生活のリズムをつけたかったし、病気を治したいと思ったり、まとまったお金がほしかったからです。働く前までは作業所にいたのですが、物足りなさを感じ、工賃も安いので働こうと決心しました。しかし、多剤投与でいろいろな副作用がありました。具体的には一日中眠い、喉が渇く、何をするにも億劫、ろれつが回らないなどがありました。こんな状態ではとても働けないので、主治医と相談し、夕食後一回一錠ジプレキサを服用するだけにしてもらいました。そうしたら副作用はまったくなくなり、一般就労できる

keyword ★	
☐ 物足りなさ	☐ 生活のリズム
☐ 決心	☐ 励み
☐ 病気が治らないうちに働く	☐ 幸せな人生
☐ 減薬	

中村孝さんのプロフィール● 1953年生まれ。東京都出身。10年間システムエンジニアとして働き、統合失調症を発症。3回入退院を繰り返し、現在清掃会社で働く。趣味はカラオケ。特技はダジャレ。信念は精神障害者でも立派に働けることを社会に示すこと。

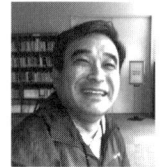

までになりました。

　ですから働こうと考えている人は、医師とよく相談して薬を減薬することが大切です。病気が治らないうちに働くということに意義があると思います。この病気は薬だけでは治りませんから、精神障害者の治療にとって働くということは重要なことだと思います。

　人と交わって仕事をすると病気の治りが早いです。生活のリズムがとれますし、給料ももらえるので励みにもなりますし、仕事をしていると病気のことを忘れます。働くことはリカバリーになるのです。

　自分に合った薬を継続的に服用することが必要ですが、精神障害があっても必ず幸せな人生を送れます。精神障害者だからといって働けないというのは間違いです。私は精神障害者でも立派に働けることを社会に示したいと思います。

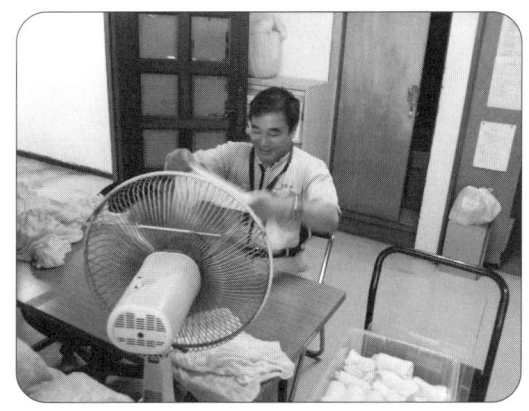

明るい職場で特技のダジャレも活かされています

リカバリーの物語を読もう
－あきらめないということ－

@recoverycaravan
病気の症状に対処することは大切だけど、そればかりにとらわれないようにしよう。よりよく生きるための手段のひとつでしかないのだから。

夢をあきらめない　　　　岡本 さやか（おかもと さやか）

　私は先天性の視覚障害とパニック障害をもっています。昔、「障害は神様から選ばれた人にだけ与えられるものだから、障害をもつことによって健常者とは違う視点でものを見ることができ、健康な人より多くのものを得ることができるんだよ」と言われたことがありました。しかし、その言葉の意味すら考えることもなく、同情やなぐさめの言葉なのだろうと思い、また障害をもっていることを親が悪いとか人のせいにしてみたり、障害を自分のコンプレックスだと強く思っていました。今はその言葉の意味を考え直し、自分の言葉にできています。

　自分のやりたいこととはかけ離れた仕事をしなさいと、病気や障害をもっているために仕事を限定され、その結果うつ状態とフラッシュバックやパニック障害がひどくなり、1ヶ月半の入院生活を経験しました。そして今やっとたくさんのサポーターに支えられて、もともと進みたかった医療関係の仕事に就くための道を一歩一歩、着実に歩んでいます。ホームヘルパー二級の資格、WRAPファシリテーターの資格も取りました。いちばん大きな目標は精神保健福祉士になることですが、今はWRAPのことを家族会などで紹介したりしています。また、企業を対象にメンタルヘルスの研修を行ったりしています。

```
keyword ★
  □ あきらめない        □ 夢は必ずかなう
  □ 自分の言葉          □ 心のお守り
  □ サポーター
  □ 一歩一歩、着実に
```

読んだ日	
1回目	2回目
/	/

岡本さやかさんのプロフィール●父と一緒に暮らしていた25才のときにうつ病を発症。数々のつらい経験を経て、「人生最悪と思えるできごとに出会ってもそこから得るものは必ずある」と気づく。父がくれた「いくら遅咲きの桜でも咲かない桜の花はない」という言葉を心のお守りにキャラバン隊メンバーとともに寅さんのように全国各地で講演活動をしている。

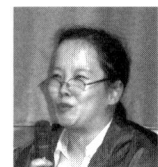

　父から言われた、障害や病気をもっていても夢は必ずかなうという意味で「いくら遅咲きの桜でも咲かない桜の花はない。人の何倍時間はかかっても努力をしなさい」という言葉を心のお守りにしてがんばっています。
　父は執筆業をしていましたが、父もまた精神疾患をもっているため、距離を置いています。私もこうして執筆をするようになりましたので、父に原稿に赤を入れてもらえる日までがんばります。

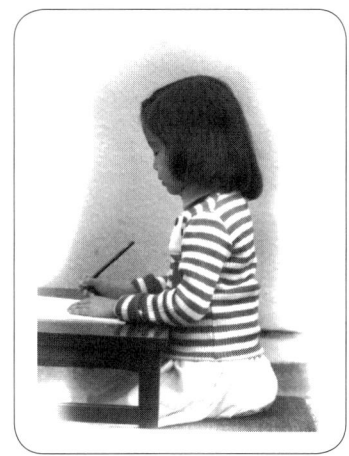

父の影響で子どもの頃から書くことが好きでした

 声に出して読んでみよう

リカバリーの体験談は、できることなら本人を目の前にして聞いてみると、さらによいでしょう。リカバリー体験談が知識ではなく、そういう人に会ったという自分の経験として自分の記憶に残るからです。会うのが難しければ、ここに書かれた体験談を声に出して読んでみてはどうでしょうか。自分で読むのが難しければ信頼できる人に読んでもらい、それを聞くことで、体験談を直接聞いているときに似た経験ができるかもしれません。

第1章　リカバリーの物語　　7

リカバリーの物語を読もう
―夢や目標をもつということ―

 @recoverycaravan
働くとリカバリーしやすいかもしれない。でも、働かなくても、過ごす時間や人生には目的がある。人との関わりのなかで多少でも達成感があれば、充実した人生は送れる。

作家の卵　　　大平 学（おおひら まなぶ）

　僕が病気になったのは 18 歳のときです。過労と親友の死に直面し、精神的につらく誰にも相談できませんでした。セミも活発な暑い夏を境に、歯車が狂い始めました。

　4ヵ月後、家族は僕の言動が変だと感じ、地元のクリニックを訪ねました。僕の話しは愚痴ばかりでしたが、聞いてくれるだけでつらさが消化され安心しました。しかし、処方された薬により、今度は全身が硬直する副作用が現れ父の助けで精神科病院へ搬送されました。点滴を受け、3 日後に退院しました。嚥下障害が残ったものの、その後副作用はだんだん治まりました。今は統合失調症と診断されていますが無理はしないように医者も家族も同級生も思ってくれます。僕はなんて人に恵まれているのだろうかと思ったりします。

　僕は就労について考えた結果、「作家」を目標に選びました。思いを誰かに伝えたい！ と表現する気持ちが常にあったからです。僕は腱鞘炎になるくらい文字を書くのが好きだったので、少しは楽になるかと思ったのでしょう、父は卓上型のパソコンを買ってくれました。うれしかった。作家が職業になるといいなと気楽にかまえていました。収入はなく、せいぜい日記を書く毎日です。それでも応援してくれた父は、理解ある人でした。

keyword ★	
□ 人に恵まれている	□ 理解ある人
□ 目標	□ 気持ちよい
□ 好き	□ 希望
□ うれしかった	□ 将来

読んだ日	
1回目	2回目
/	/

大平学さんのプロフィール● 32歳、男性。18歳の頃神経衰弱になり20歳で統合失調症と診断された。2回の入院を経験し、現在は薬を自己管理し症状が比較的に安定している。新聞や文章コンクールに投稿を続けている。父母、弟と4人暮らし。

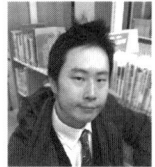

　以後、僕の1日の始まりはまず、10時に起きブランチ。午後からエンジンがかかります。急発進はなく、1時間に400字しか打てません。まだブラインドタッチができずに苦戦していますが、音楽があれば安心して運転できます。夏は油ならぬ汗まみれになりますが、流した汗は気持ちよいです。

　そんなある日、出版説明会の記事を新聞で見つけました。自分の作品を片手に参加しました。主催した会社の説明では、関東だけでも出版社が3千あるとのことで、希望をもちました。現在、とある文章講座に通い2年目になります。作家の卵はいつ孵化するのかどうか怪しいですが気楽に身がまえています。

　将来は、世界をまたぐ作家になりたいです。

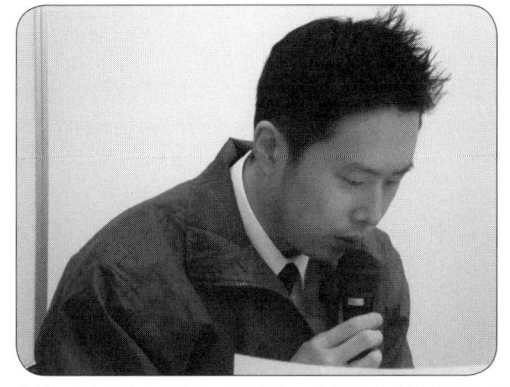

体験談を話すトンチスト大平さん。周りから愛されています

リカバリーの物語を読もう
―体験談を聞くということ―

@recoverycaravan

精神疾患があっても充実した人生を過ごすためには、まずは、そういう人に会って話してみるとよい。知識でなく、体験としてこのことを知ることで、本気でそう思えるようになる。

自分にも　　mikikowakaba

　リカバリーキャラバン隊の講演「精神疾患を持ちながらも充実した人生を過ごすために」に出会い、この言葉に惹かれました。充実した人生？ 本当だろうかという気持ちもありました。キャラバン隊の活動に触れることで、作業所通いという出口の見えにくい単調な生活にハリが出ました。リカバリーを語る人を目の当たりにし、話しを聞き、手記を読み、暗かった心に希望が得られた気がします。次第に、自分もリカバリーできるのではないかと考えるようになりました。

　「リカバリーを学ぼう」では、自分のリカバリーについて考えます。作業所で得意のお菓子づくりを始めた頃から、私が元気になったといううわさが立ったそうです。私のリカバリーは、自分の気づかないところから起こっていたことがわかりました。

　この2年、キャラバン隊の言葉のひとつひとつをかみしめてきました。「精神疾患とともにうまく生きている人が、病人とか患者として生きているのは、診察のときだけだ」―以前はピンとこなかった言葉が、仕事に就いた今、わかり始めています。「いいことが、雪だるま式に起こります」―最近、私もそんな気がしてならないのです。リカバリーが自分にも起こっているのだと実感し、驚いています。

keyword ★
- ☐ 触れる
- ☐ 生活のハリ
- ☐ 目の当たり
- ☐ できるのではないか
- ☐ 話しを聞く
- ☐ やりがい
- ☐ 開放感
- ☐ 社会のなかの一部

読んだ日	
1回目	2回目
/	/

mikikowakabaさんのプロフィール● 37歳、女性。19歳から引きこもりがちになり、大学中退後9年間引きこもる。33歳で統合失調症の疑いで入院。退院後は、統合失調感情障害と診断され、作業所に通い始める。現在は、知的障害者生活介護施設で週3日働きながら、作業所にも通い続ける。1人暮らし。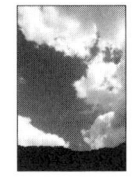

T.Oさんのプロフィール●医師には「まだ早い」と言われたが、リカバリー経験者の話を聞き、自分でも仕事はできると感じたため挑戦。病気をオープンにし、気さくな同僚に囲まれ1日5時間、週5日の苦手な接客がない軽作業の仕事に就く。親亡きあとの1人立ちが目標の青年。「仕事はいちばん充実した時間です。自分が元気になる要素があります。」

僕にもできる　　T.O

　キャラバン隊の講演に参加したとき、自分は家に閉じこもっていました。何もできない、職場でうまくやっていけないと自分のなかだけで判断して凝り固まっていました。でもキャラバン隊の話しを聞いて、自分は外に出なきゃいけないなと思いました。

　自分より年上の人が就労できた話しを聞き、障害者でも普通に働ける、今の自分でも仕事を探せば見つけられるという希望がもてました。早く親に生活費を入れたい、やりがいや達成感をもちたいという思いで仕事を探し、お弁当を運搬する仕事を始めました。自分のできる範囲内で、無理せず仕事をしています。

　他の人とコミュニケーションを取ったり、励ましてくれる友達ができたり、環境が変化しました。仕事が終わった後の解放感や充実感を得て、自分は社会の一部なんだと思えるようになりました。

リカバリーの物語を読もう
―前向きに考えるということ―

@recoverycaravan
道端に咲くタンポポのように、案外と身近な地味なところで人生の醍醐味を見つけることができるかもしれない。充実した人生を過ごす人は、このタンポポの魅力をよく知っている。

私の楽観主義　　まさえもん

　雨の日に「仕事、休みたいな……」と思うことがありますが、いざ外に出てみると晴れることがよくあります。あと少しで昼休みだけど「面倒くさいなー」と思ったり、体が重く調子が悪いときでも「えい、なんとかなる」と気軽にかまえると、なんとか乗り切れることがあります。

　コロンブスは「この海の先に何かがある」と信じ続けて、大陸を見つけて英雄になりました。普通は諦めてしまうことが多くあります。でも、だめだった原因を振り返ったり、発想を転換して、何回も挑戦するといつか成功します。失敗した分だけ成功のヒントがあるのです。再び同じような困難に直面しても、過去の経験を活かせば、うまくいくかもしれません。それは満足感になり、次の自信になり、新たな目標に挑むきっかけにもなります。

　僕は病気でリスクを負いました。仕事に行けないとか、友達とうまく話しができないとか、外に出られない時期が確かにありました。何かをする一歩が踏み出せないときは、顔や首を突き出して前かがみになって、前に進むイメージをします。そうすると本当に歩み出すことができるのです。生きる希望さえなくなってしまったときは、自分は何ができるかを何度も考えてみて、半歩でもいいから前進するのです。

keyword ★	
☐ 楽観主義	☐ 自信
☐ なんとかなる	☐ 目標
☐ 発想の転換	☐ 信じる
☐ 満足感	

読んだ日	
1回目	2回目
/	/

まさえもんさんのプロフィール● IPS支援を受けながら、左官という職人の世界に飛び込む。「もっと早く仕事をしろ」「何回やっても覚えないな」といった厳しい同僚の言葉を浴びつつも、職人の世界の温かさを見いだし、リカバリーを実現する。初めて一人前に仕事をこなしたとき、先輩がご馳走してくれた缶コーヒーに涙する。前向きな認知と気づきの多さが取り柄で、周囲の人を驚かせている。

　タバコの吸い殻が目の前に落ちていたら、拾ってゴミ箱に捨てます。すると「あぁ、いいことしたな」と思えます。こんどは「吸い殻だけじゃなく、空き缶もゴミ箱に捨てよう」という気になり、いろいろやる気が起こります。

　よく利用する自動販売機の横にあるゴミ箱の口に、ジュースの紙コップで蓋をする迷惑な人がいました。周囲に散乱したゴミは3年近く、僕が掃除してきました。きれいに使ってほしいという気持ちがいつか通じるだろうと信じていましたが、最近になってカップをゴミ箱の下に置いてくれるようになったのです。「やった！　気持ちが通じた！」と思いました。その後は二度とカップで蓋をされることはなくなりました。あきらめない想いや地道な日々の積み重ねが、人と通じ合えたり、達成感を得られたりすることにつながると信じています。

音読するということ

リカバリーの体験談に限らず、本がうまく読めない、理解できないときは、声に出して読むことを試してみましょう。声に出すことで身体を使い、音が耳に残ることで、教科書を読む作業が運動へと変わります。何人かで集まって大きな声で読むのもよいですし、1人でぶつぶつ読むのでもかまいません。字を読むのが苦手ならば、誰かに音読してもらい、それをよく聞いてみるという方法もあります。

自分の夢を描いてみよう

@recoverycaravan
自分が好きだったこと、ささやかでもよいから楽しんでいることを調べてみよう。それを知っていると、より充実した生活を送るためのヒントになるかもしれない。

 書き込んでみよう　　　　　　　　　　➡ 第5章 リカバリーシート「私らしさを保つために」(P.98)

◇ **卒業文集に書いた夢、子どものときになりたかった職業**
　⇨ なぜなりたかったのですか？　今はどうですか？

◇ **好きな活動、趣味、熱中したサークル活動**
　⇨ なぜ、好きでしたか？　今はどうですか？

◇ **1日のなかで好きな時間**
　⇨ それのどんなところが好きですか？

◇ **自分がした行動のお気に入り**
　⇨ それのどんなところが気に入っていますか？

memo ★	読んだ日	
	1回目	2回目
	/	/

 @recoverycaravan
自分が大切にしている考え方や価値観、生き方や人とのつき合い方について考えてみよう。今まで、そしてこれからのあなたを支えるものになるかもしれない。

 書き込んでみよう

➡ 第5章 リカバリーシート「私らしさを保つために」(P.98)

◇ **好きな人、尊敬する人（身近な人、有名人、歴史上の人物）**
　⇨ その人のどんなところが魅力ですか？

◇ **好きな色や香り**
　⇨ それがあるとどんな気持ちになりますか？　自分とどんな関係がありますか？

◇ **好きな言葉、ことわざ、セリフや名言**
　⇨ それはどんな意味ですか？　あなたにとって、どんな意味がありますか？

第1章　リカバリーの物語　15

COLUMN 1

リカバリーキャラバン隊とは

　リカバリーの魅力は、リカバリーを経験した人たちにしか伝えられません。まだリカバリーがどんなものかもわからない当事者たちにとって、リカバリーを経験した人と接点をもつことは、自分のリカバリーにつながるきっかけとなります。家族や支援者にとっても、リカバリーの道を歩む人の話しを聞くことは希望につながり、貴重な経験となるでしょう。

　「精神疾患があっても、充実した人生を送ることはできる」

　精神疾患という過酷な体験の真っただなかにある人やその家族、あるいは症状により自分の思い通りの生活が送れない患者ばかりを看てきた医師や支援者にとって、この言葉はとうてい信じることができないようです。それは無理もありません。そんな話しは聞いたことがないし、こんな苦しみが伴ってどうして充実した生活が送れるのか、イメージをまったくもてないのは当然のことです。患者にとって「唯一の頼みの綱」である専門家たちでさえ、そのように考え、この先の厳しい道のりを覚悟するようにと説明することでしょう。

　しかし、精神疾患があることと充実した人生を送ることは別々のもので、両立しえるものであることは、何人もの患者たちが経験してきました。リカバリーキャラバン隊は、このようにリカバリーを経験した人たちの声やノウハウを社会資源として活かし、リカバリーの力を配達するユニットです。たとえ治療の専門家であってもリカバリーに触れたことがなければ、いとも簡単に「精神疾患があると充実した人生は送れない」という思い込み（バイアス）をもつものです。サービスを売る人と買う人の力関係を考えてみましょう。たいがいの病気では、医師は経験を重ねているのに対して、患者はそれが初体験です。医者に医学という専門知があるなら、患者に患者学という当事者の知があってもよいとして当事者学は誕生しました。「医療の専門家主義への対抗のなかから、患者の視点から医療を変えていくために当事者の経験の蓄積と共有、そしてその伝達が必要」というわけです。

　私たちはリカバリー経験の ①蓄積 ②共有 ③伝達 をコンセプトに、リカバリー経験を収集し、共有できるよう文字や動画・語りに加工し、そして必要な人たちのもとに行き渡るよう冊子を作製したり、全国各地の学校や企業へ語る人を派遣する活動を行っています。どうぞご活用ください。

リカバリーキャラバン隊
http://recoverycaravan.blogspot.com/
連絡先は巻末の「プロフィール」をご覧ください。

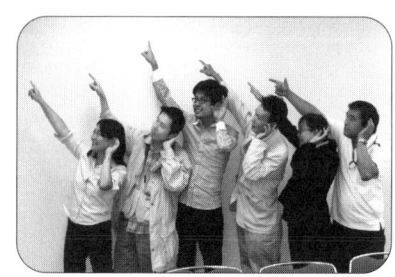

全国へキャラバンしています

第2章 考え方と言葉を学ぼう

精神疾患があっても充実した人生を送れる、という考え方を改めて知り、意識することで、いろいろなことがわかり、生活に変化が現れます。この章では、リカバリーに関係する考え方や発想について紹介します。いろいろな考え方を知り、ときには自分の考え方を変えることで、多くの可能性が手に入ります。リカバリーについて、自分なりにゆっくり考えてみましょう。

あなたが、あなたの人生の主人公

 @recoverycaravan
昔、アメリカでは「肌の色が白くない人」は社会で活躍していないので能力が低いと思い込まれていた。そのため挑戦できないしくみが多く、黒人は能力を発揮しづらかった。思い込みは人の可能性を奪うことがある。

　約60年前のアメリカにはまだ、黒人は白人に比べて能力が低いという雰囲気がありました。バスには「白人優先席」があったそうです。混んでくれば黒人は白人のために席を譲るのが当然であり、それが合理的・効率的だと考えられていたようです。

　あるとき、優先席に座っていた黒人が白人に席を譲らなかったので、その黒人は逮捕されてしまいました。これを機に「これはおかしいんじゃないか？」「差別なんじゃないか？」とみんなで考え、次のようなことに気づきました。

　黒人は劣っていると考えているけれど、本当にそうなのか？　劣っているという前提で、堂々とバスに乗ることもできない。こうして学んだり、働いたりする機会そのものが限られているから白人のように活躍できないのだ。

　黒人は、初めから劣っているわけでなく、劣っているという思い込みが黒人の可能性を奪っていたというわけです。

モンゴメリー・バス・ボイコット事件とアメリカ公民権運動

　1955年12月1日にアラバマ州モンゴメリーで、黒人女性のローザ・パークスが公営バスの「白人専用及び優先座席」に座ったことに対して、白人の運転手のジェイムズ・ブレイクが白人客に席を譲るよう命じたが、パークスがこれを拒否したため、「人種分離法」違反で警察官に逮捕され投獄、後にモンゴメリー市役所内の州簡易裁判所で罰金刑を宣告される事件が起きました。

　この逮捕に対して、マーチン・ルーサー・キング牧師らは非暴力による抵抗として「バス・ボイコット運動」を起こします。当時、このように肩身の狭い思いをしていたのは黒人だけでなく、女性たちや同性愛者も同じだったようです。これらが重なり「公民権運動」へと発展しました。社会全体による、このようなマイナス評価の思い込みをスティグマといいます。

　これら少数派（マイノリティー）に共通していたのは、スティグマあるいは差別や偏見により、社会資源などを使うことができずに自分の力や可能性を発揮できていないということでした。社会的な評価が先立ち、当の本人たちがその評価どおりの状態になっていくことは、「ラベリング理論」（P.77）の視点に基づいています。

keyword ★		読んだ日	
□ エンパワメント □ 思い込み □ 力と可能性 □ 差別	□ 偏見 □ 自分でやるべき □ ラベリング理論 □ エンパワメントのパラドックス	1回目 /	2回目 /

> @recoverycaravan
> 自分の可能性を奪う思い込みに対して「そうとは限りません。違います」と社会にアピールすることが、自分の可能性を取り戻すために必要だ。これを手伝う支援のことを、エンパワメントという。

　みんなの勝手な思い込みでマイナス評価されたら「そうではありません。誤解です！」と言わないと、自分の可能性は奪われてしまいます。他の人に任せていたら新しい別の思い込みが生まれるから、これは自分でやるべきです。とはいえ「違います」と言うのはとても難しいことかもしれません。ましてやすでにマイナス評価がついていたら、それをひっくり返すのはたいへんです。

　社会全体で黒人の可能性を奪っていたことに気づき、援助とか支援とは、本人たちが「違います！」と言えるように手伝って、本当はもっている可能性を発揮できるようにすることだといわれるようになりました。この支援やプロセスをエンパワメントと呼びます。

エンパワメントの本来の意味

　これ以前から「黒人だからそれにふさわしい特別な扱いをする」という支援はありましたが、その支援自体のなかにスティグマがあり、黒人の可能性を制限している面がありました。

　B.B. ソロモンが 1976 年に『黒人のエンパワメント』という本を書いて、支援の在り方を提案しました。援助とは、差別と偏見そのものを減らしたり、偏見により失われた可能性を取り戻すことであるべきだというわけです。そして、当の本人たちとこれを行う一連のプロセスをエンパワメント（empowerment）と名づけました。これは黒人の問題だけでなく、支援（とくにソーシャルワーク）全体の視点として提案されました。とくに判断力が低いといわれがちな精神障害者の支援にとって、この視点は重みがあります。

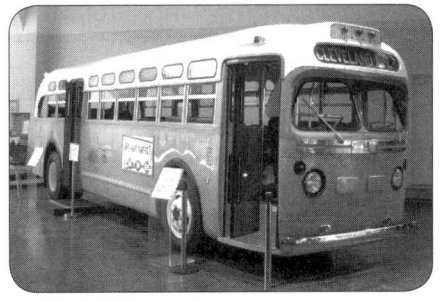

ローザ・パークスが逮捕時に乗っていたバス。アメリカのヘンリーフォードミュージアムに展示されている

　エンパワメントは、当事者に力（power）をつけることではありません。本人がすでにもっている力を正当に発揮できる環境づくりを、本人と行う活動のことです。支援者が本人に力をつけさせようと意図的に働きかけたり、問題を解決してあげると、逆に本人は自ら問題を解決していく力を失います。これをエンパワメントのパラドックス（矛盾）といいます。

第 2 章　考え方と言葉を学ぼう　19

支援を選ぶのはあなたです

@recoverycaravan
もともと自分がもっている可能性や力は、周りの人が抱いている悪い思い込みでしぼんでしまうことがある。そうならないために、自分の気持ちや考えがきちんと伝わり、態度で示してくれるサポートが大切だ。

　本人の可能性を取り戻すべく行われるエンパワメント型の支援は、具体的に次のようなものがあります。援助を探したり求めるときの参考にしましょう。

【援助の目標】
　① 当事者が自分の問題を解決していく際に、自分が主導者だと感じるように
　② 当事者が活用できる知識や技能をもっていることに気づくように
　③ 援助者は、当事者と同僚のような関係だと感じるように
　④ 援助者は、社会資源の差別・否定的な対応を変えてくれると感じられるように

【援助の仕方 5 原則】
　① 当事者による問題のとらえ方を大切にする
　② 当事者が現にもっているストレングスを確認し、強くする
　③ 力関係が不均衡な問題を、当事者が意識するよう支える
　④ 当事者が特定の技能を発達させられるよう援助する
　⑤ 具体的な資源・情報を収集・提供、必要ならば当事者のために弁護する

 エンパワメントにつながる援助のポイント

　リカバリーキャラバン隊の岡本さやかさんは、視覚障害があることを理由に、支援を求めた担当者により針灸按摩の資格を取るべく手続きが進められ、自分のやりたい仕事ができないということがありました。支援者に仕事を限定された苦い経験といえるでしょう。この体験から、岡本さんは次のようなエンパワメントにつながる援助のポイントを教えてくれました。
　① 自分の考えを押しつけない
　② 適性検査は参考資料程度
　③「あなたはできない」と判断しない
　④ 失敗も経験ととらえる
　⑤ 本人のやりたいことを尊重
　⑥ 本人のやりたいことに逆らわない

keyword ★		読んだ日	
☐ 自分が主導者　☐ 主導権と決定権		1回目	2回目
☐ 同僚のような関係　☐ 当事者が考える		/	/
☐ 弁護　☐ 責任に気づく機会			
☐ 当事者が選択する　☐ 資源を充実させる			

 @recoverycaravan
支援のプロは、しばしば勉強のしすぎで思い込みをもち、患者の可能性や力を見逃すことがある。そんな支援に出会ったときは、自分のことをちゃんと伝えるか、別の支援を探そう。支援を選ぶのはあなただ。

　エンパワメントは、どんな立場にあっても学び挑戦する環境があれば人は活躍できることを示しています。活躍するための力や可能性は、当の本人のなかに必ずあります。しかし、それは「弱い立場」にあることや疾患により隠れてしまっていることがあります。援助はこの可能性や力を与えることではなく、隠れてしまっている覆いを本人と一緒に払って、本来の可能性を活かすチャンスをつくることです。エンパワメントの原則として、次のようなやり方が具体的に示されています。

【エンパワメントの8原則】
① 目標を当事者が選択する
② 主導権と決定権を当事者がもつ
③ 問題点と解決策を当事者が考える
④ 新たな学びと、より力をつける機会として、当事者が失敗や成功を分析する
⑤ 行動を変えるために動機や願望、興味を当事者と専門職の両者で発見し、それを強くする
⑥ 問題解決の過程に当事者が参加するよう促し、個人が負っている責任に気づく機会を大切にする
⑦ 問題解決の過程を支えるネットワークと資源を充実させる
⑧ 当事者の幸福感、よりよく生きることに対する意欲を高める

👉 よいアセスメントの過程で可能となるエンパワメント

抱えている困難や状況について支援者と一緒に整理するだけでも、エンパワメントになります。
① 自分の問題、社会における自分の役割・位置づけに気づく
② 資源へのアクセスのための知識を得る
③ 社会構造に対する批判的な考えを知る
④ 自己や社会の問題解決のための技術を学ぶ

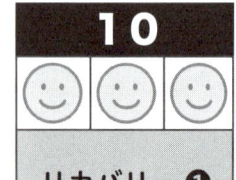

精神疾患がありながらも充実した生活は送れます

リカバリー❶

> @recoverycaravan
> リカバリーは、病気と闘うとか負けないとか、そういうことじゃない。疾患のことは脇に置いて、人として自分の人生をいかに過ごすか、自分で考え、行動している状態だ。そして「あの人なら私のことをわかってくれるはず」と思える人をもっている。小さくても人から期待されるような役割と目標があったり、自分なりの目的があり、達成感を味わっている。リカバリーとは、こんな人の歩みだ。

精神疾患がありながらも充実した生活を送る人には、5つの傾向があります。

① 疾患と異なる自己定義	疾患と自分を切り離して感じている。症状や診断というレッテルを超えて、人として自分を定義している。
② 生活の自己管理感	自分の生活を自分でコントロールしている感覚、そうすべきだという信念をもっている。
③ 生きる目的	生きること、日々の生活、時間の過ごし方に目的、目標をもっている。
④ 役割、責任、達成感	役割をもち、その期待に応えるべき責任を感じている。多かれ少なかれ達成感を味わっている。
⑤ 有意義な人間関係	1人ないしは複数、どんなときでも自分を支持し信じてくれると思える人がいる。

それでは、この5つについて、詳しく見ていきましょう。

 充実した生活を送るために

① 疾患と異なる自己定義
自己紹介をするときのことです。主治医にとって自分は「患者」なので、病気や症状を中心に説明するのが普通です。親類には「○○さんのいとこです」のように、血縁関係で自己紹介することでしょう。好きな人や尊敬する人には、どのように自分を説明しますか？ 人は自己紹介をしながら、自分とは誰か、どういった人間であるかを再確認しています。さまざまな役割や自己紹介のなかで、自分が好んで選んだものをアイデンティティといいます。充実した生活を過ごしている人は、精神疾患とは別の自分らしさをもっています。

keyword ★	
□ リカバリー	□ 役割、責任、達成感
□ 自己定義	□ 有意義な人間関係
□ 自己管理感	□ アイデンティティ
□ 目的と目標	□ 失敗する権利

読んだ日	
1回目	2回目
/	/

② 生活の自己管理感

精神疾患があると、突然の体調悪化から病気に自分が振り回されていると感じやすいものです。唯一頼れる医師にさまざまなことを指示され、そのとおりに生活をしないと生きていけないと思うでしょう。家族もまた患者に「○○してはいけない」とか「○○しなさい」と生活に制限を加えがちになります。「何かをしたい」と支援者に相談しても、「それを体を張って止めるのが私の仕事だ」と言った人もいました。こうした環境により、精神疾患をもつと自分の人生の主導権を自分が握っているという感覚は失われてしまいます。しかし、充実した時間を過ごしている人たちは、「自分の人生を自分でコントロールしているという感覚」があったり、そうすべきだという信念があるようです。

③ 生きる目的

リカバリーの道を歩いている人たちは、人生や今日という時間を過ごすことに、自分なりの目的や目標があるようです。みんなが驚くような目標をもっている人もいますし、「小さな」目標を掲げている人もいます。他人が「ばかばかしい」と言う目標に向かっている人もいます。壮大な人生の目的を意識している人もいます。いずれにしろ自分で掲げ、本人にとっては大切な目標や目的をもっている傾向があります。他人から見てどうであるかは関係なく、その人にとって大切な目標があることが、リカバリーには大切なようです。

④ 役割、責任、達成感

充実した人生を過ごしている人には自分が好んだ役割があり、この役割に対して期待される責任ももち合わせている傾向があるようです。人から与えられたり強いられたりする役割、そこから生じる責任ではありません。「自分らしい」と感じられる役割が、その人が好ましい責任感覚をもち合わせることにつながります。この責任を果たしたときにだけ味わえる達成感も知っているようです。責任という背負うものがあるからこそ感じられる幸せの感情といえます。この役割と責任そして達成感は、いつでも失敗することが許されるような、保護された環境では生じません。「失敗する権利」が奪われているような場では、リカバリーは生まれません。社会との接点、社会での役割がないことには、達成感は味わえないことは知っておきましょう。

⑤ 有意義な人間関係

精神疾患をもちながらも充実した時間を過ごしている人たちには、共通して信頼しあえる友人や知人が1人はいるようです。病気で体調を崩したときでも、何かに挑戦して失敗したときでも、「それでもあなたを応援します。信頼しています。」と言ってくれるだろうと信じられる人がいるということです。仲よしだったり、頻繁に会うということが大切なわけでなく、心のなかでいつも信じてくれる人が大切だといいます。どちらかが指導したりアドバイスする関係でなく、ともに学び、ともに笑い、ともに悲しみながらも、ともに希望を忘れない関係だともいわれています。

11 リカバリー❷ 精神疾患とともに充実した生活を送る人たちの研究

> @recoverycaravan
> リカバリーには、回復以上の意味がある。元の状態にもどること、病気が治ることではない。この言葉は、疾患とともに活き活きと生きる人たち、一人ひとりの日記や語りが証明してつくられた。

　この本で「精神疾患がありながらも充実した人生を送る」と表現しているリカバリー（Recovery）という単語は、始めは「回復」つまり病気が終わることとして使用されてきました。そして薬物依存のプログラムで、現在のようなリカバリー概念が生まれ、評価を得てきました。これが1980年代後半から、当事者・サバイバー運動、草の根運動、自助グループの主導で米国内で発展したようです。個人のリカバリーに関する語りや証言の蓄積がリカバリーというアプローチを可能としてきました。つまり、精神疾患をもちながらも私は充実した人生を過ごしているという報告について、「そんな主観的で個人的な感想は意味がない」とか「そんなのは嘘だ。妄想だ」と軽視されていましたが、それが積み重なることにより、リカバリーを社会で取り扱うべき現象に値するとみなが考えるようになったのです。人の人生の質に客観的なものさしはない、本人の感じ方がすべてだ、といった主観的な表現こそが社会現象を形づくると考えられるようになりました。

　リカバリーについてひとつだけの定義を採用することは、この無限の可能性を奪うので、できないと考えられています。症状・機能の改善、治療の役割を重視した定義、ピアサポート、自己実現、現実の個人の体験を重視した定義に分かれるともいわれています。

👉 リカバリーではないこと

リカバリーは、以下を示すような言葉ではありません。
① 精神疾患症状がないということ
② 精神保健サービスを利用していないということ
③ 薬物療法が必要なくなるということ
④ 完全に自立するということ

リカバリー日記　by 当事者スタッフのタマゴ

リカバリーが理論になってはいけないと感じている。リカバリーが支援者のなかで一人歩きをはじめると、リカバリーの押し付けになる可能性もあると思う。リカバリーは、その人の経験のなかにある。その人の語りのなかにある。

keyword ★	
☐ 回復以上	☐ 希望・目的・成長・夢・願望
☐ 語りや証言の蓄積	☐ 失敗から学ぶ
☐ 味方に立ってくれる人	☐ ピアサポート
☐ 小さなステップ	☐ 危機を予測

読んだ日	
1回目	2回目
/	/

@recoverycaravan
リカバリーの道は支援者が代わりに歩いたら台無しで、自分で進むしかない。しかし、そっと寄り添い、一緒に歩いてくれる人がいると、でこぼこのリカバリーの道が歩きやすくなることがある。

👉 リカバリーの特徴についていわれていること

リカバリーの定義はひとつに絞れませんが、次のようなことがよくいわれます。

① リカバリーは、専門医の介入なくして起こりうる
② リカバリーには、それを信じ、リカバリーする人の味方に立ってくれる人が必要
③ リカバリーは、精神症状の原因について論理的に説明するものではない
④ リカバリーは、症状の回数や持続期間を変えうる
⑤ リカバリーは、直線的ではない
⑥ リカバリーは、小さなステップを何回も踏んで起こる
⑦ リカバリーは、症状がまったくなくなることではない
⑧ リカバリーは、「illness 病い」ではなく「wellness (気分や体調が) よいこと」に重点を置いている
⑨ リカバリーは、当事者の選択に焦点を当てる

👉 リカバリーを支える支援

リカバリーを支える支援とは、次のようなものだといわれています。逆にいえば、次のような支援の結果に得られるものがリカバリーである、と考えることができます。

① 希望を伝達し続けている
② 共感、理解、ユニークな人として互いを認め合う関係に基づく
③ リカバリーを信じている、期待している
④ 目的、成長、夢、願望、目標を目指している
⑤ 体調などの自己管理が大切にされている
⑥ 地域生活・活動につながろうとしている
⑦ 失敗から学ぶことを恐れない
⑧ サービスの決定は本人がしている
⑨ ピアサポート、相互の助け合いを励まし、評価している
⑩ 危機を予測し、体調悪化時の対策をもっている

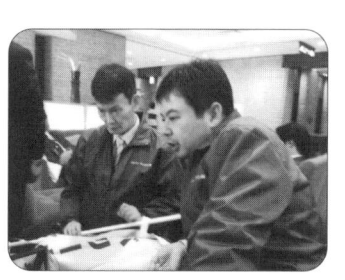

支え合いながら活動しています

第2章 考え方と言葉を学ぼう

12 リカバリーを自分で説明してみよう

リカバリー❸

> @recoverycaravan
> リカバリーの道を進む人が語るからその話しがリカバリーのプロセスを表すのでなく、リカバリーのプロセスを語るからその人はリカバリーの道を歩んでいくようになる。

　当事者であり研究者であるサム・ウォーカー・ジュニアさん（ペンネーム）による解説を紹介します。サムさんは子どもの頃にアメリカ在住の経験があり、私立大学の理工学部を卒業しています。発症後、入院生活などを経て、現在では得意の翻訳に携わる一方で、自らの疾患経験やサービス利用者としての立場から、リカバリー概念の研究に当たられており、その鋭い考察には定評があります。

【私のリカバリーの旅】
　精神障害の当事者にとってのリカバリーとは自分の生活の劇的変化、それによるものの見方の変化である。出口の見えない精神障害というトンネルのなかで、もがき、挫折し、絶望している本人にとって、リカバリーという体験はどのようなものであろうか？　リカバリーはある日突然起こるのであろうか？　リカバリーしたらもう問題はそれでよいのだろうか？　精神疾患から立ち直るというのとも違うし、あくまでも個人的な体験なのでそれは道なき道を1人でさまよい苦しみも味わう。体調の良し悪し、症状の有無、服薬の煩わしさ、その他精神障害の当事者であることは、毎日が生きづらく、日常のちょっとしたことや人間関係が煩わしくなってくる。専門医は我々が安定していれば、それでよしとするきらいがないわけではない。リカバリーとは、こういう精神障害特有の煩わしさはさておいて、自分の夢をもったり目標に向かって生きがいを感じたり、人間関係を豊かにするといった人生や社会に対してより積極的な態度を病人がもつということである。

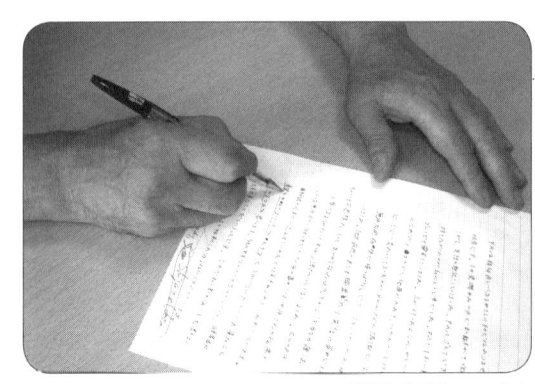

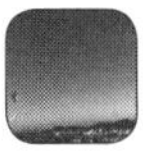

翻訳に没頭しています

keyword ★		読んだ日	
☐ 自分の生活 ☐ ものの見方の変化 ☐ 個人的な体験 ☐ 専門医	☐ 精神障害特有の煩わしさ ☐ 生き甲斐 ☐ 人生や社会 ☐ 積極的な態度	1回目	2回目

> **@recoverycaravan**
> 最初は人の真似でもよいから、自分なりにリカバリーを説明できると、リカバリーの道が開けるかもしれない。ルールを気にせず、自分の言葉、価値観を頼りにしたほうが、あとで役に立つ。

書き込んでみよう

◇ 私にもあった似た経験

◇ リカバリーに似ている他の言葉、リカバリーのイメージ・キーワード・たとえ話し

◇ リカバリーにふさわしい色・香り・音・味・手ざわり

◇ 私にとってリカバリーとは、ずばり「　　」です。「　　」に入る言葉は……

　それはどうしてかというと、「　　」だからです。「　　」に入る言葉は……

第2章　考え方と言葉を学ぼう　27

13 魅力と可能性を大切にしよう

ストレングスモデル

> @recoverycaravan
> 精神疾患がありながらも充実した生活を送る人に共通しているのは、特別な薬や訓練を受けたことではなく、地域で自分の可能性と魅力を十分に活かしているということである。

　精神疾患が治っていなくても、充実した時間を過ごし、活き活きと生活している人はどういう人だろう？　そう思って、そういう人たちに話しを聞いてみたら、みなさん人それぞれだったそうです。残念ながら魔法はありませんでした。何か特別な薬を飲んでいたり、特別な訓練やリハビリを受けていて病気への対処法が特別にうまかったわけではなかったのです。ただ、共通していたのは、地域のなかでその人の才能などの強みをうまく活かしているということでした。強みには他に、「やってみたい」という興味や希望、「優しい」などの性格の長所、住んでいる場所や家族関係の恵まれた点といった環境があります。逆にいえば、これらの強みを活かすと、充実した人生が手に入るということです。

👉 ストレングスモデル

　強みのことを英語で「ストレングス (strength)」といい、この強みを大切に支援していくことを「ストレングスモデル」と呼びます。今までは、症状や障害されている部分を何とか取り除こうとする支援が多かったのですが、なかなかうまくいきませんでした。ストレングスモデルは、この従来の治療的な支援から発想を転換しなければならないことを指摘しています。長所や興味（好み）をとくに重視した支援をしてもらいたいならば、支援者に「ストレングスモデルでお願いします」と自分で言うとよいでしょう。

　ストレングスは見つかりづらいかもしれませんが、小さなストレングスの発見を入り口にして、連鎖的に膨らませていくことができます。たとえば1日3食ご飯を食べているのであれば、当たり前のようであってもそれは「強み」のかけらです。このことを可能にしていることは何なのか探してみると可能性が広がっていきます。

　環境のストレングスは、ただ単に幸運な環境に恵まれていることではなく、一人ひとりが置かれた環境を活かすことによって浮かび上がってくるものです。誰にでも潜んでいる可能性を大切にしましょう。

keyword ★		読んだ日	
□ 可能性と魅力を活かす □ 性格		1回目	2回目
□ 地域のなかで □ 技能・才能		/	/
□ ストレングスモデル □ 環境			
□ 関心・願望 □ 経験			

> @recoverycaravan
> ストレングスモデルは、人は強くないといけないといっているわけじゃない。つらいときにへっちゃらな人ではなく、涙を流す人のほうが素敵だったりするように、むしろ人の弱さにこそ魅力や可能性がある。

　「強み」が大切だというと、人を負かせるような強さを身につけないといけないとか、弱い人間はいけないかのように思うかもしれませんが、ストレングスモデルはむしろこの逆を教えてくれます。つまり、一見したら弱みと思えてしまうことに「魅力と可能性」が詰まっているということです。人前で堂々と演説できる人は立派だと思いますが、人前に立つと緊張してうまく話せない人にもまた人間らしい魅力があり、それゆえ可能性があります。強みとか弱みと決めつけず、どんな人にもあるこれらの個性や特徴を魅力と可能性として活かしていくことは可能なのだ、そして活かすことがリカバリーにつながるのだというわけです。

▼5つのストレングス～働く場合を例に～

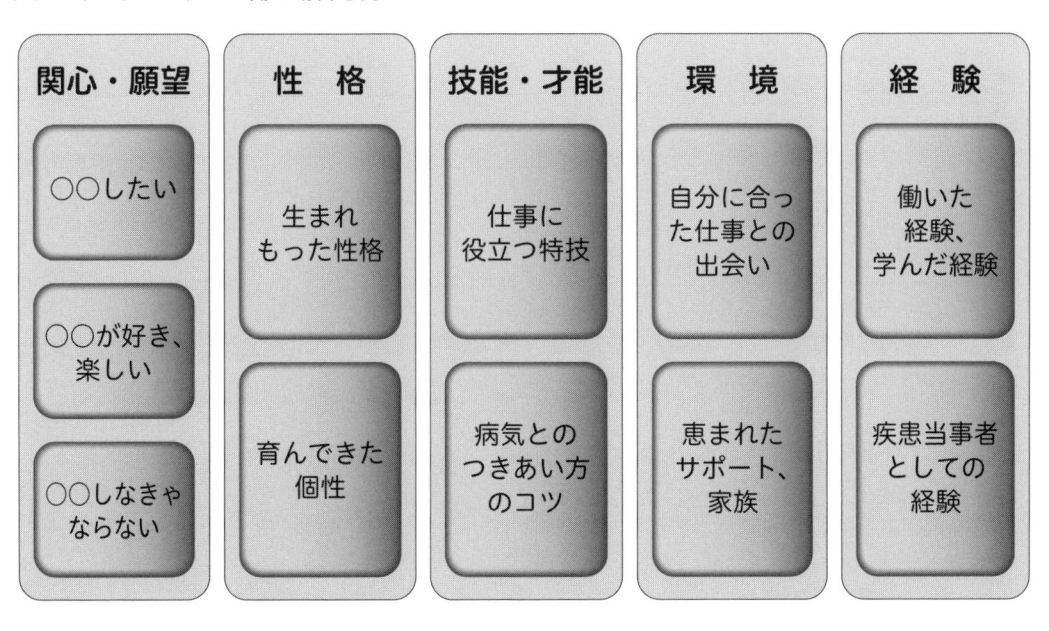

関心・願望	性格	技能・才能	環境	経験
○○したい	生まれもった性格	仕事に役立つ特技	自分に合った仕事との出会い	働いた経験、学んだ経験
○○が好き、楽しい	育んできた個性	病気とのつきあい方のコツ	恵まれたサポート、家族	疾患当事者としての経験
○○しなきゃならない				

第2章　考え方と言葉を学ぼう

14 うまくいったことに目を向けてみよう

解決志向アプローチ

> @recoverycaravan
> どんなときにダメだったかじゃなくて、どんなときにうまくいったかを考え、理想をイメージしたほうが役に立つ。そもそもダメなときを思い出すのはそれだけでつらいし、もうどうしようもないことも多い。

　体調を崩したとき、その原因は何なのかつきとめようと、病院でレントゲンを撮ったり血液検査をするでしょう。そして原因がわかれば対策を打っていきます。こうして病気を治すことができることがあります。ただし、原因不明の病気だったり、治ることが難しい慢性疾患だったら問題解決を探る方法ではうまくいきません。この場合は、体調が悪いときをなくそうと考えるのでなく、体調がいいときを増やそうと考えて、その傾向を探ることが役に立ちます。

　問題を解決して除去する方法でなく、このように「うまくいっているとき」にスポットライトを当てる方法を解決志向アプローチと呼びます。困っていることでなく、うまくいったときのことを想像して、日々のなかにあるうまくいっているときやそのきっかけとプロセスについて考えていくものです。

解決志向アプローチ

　解決のことを英語でソリューション（solution）、焦点を当てることをフォーカスト（focused）というので、ソリューション・フォーカスト・アプローチ（SFA）などともいわれます。このアイデアは援助場面だけでなく、教育や企業成長の場面で活用されています。精神疾患であれば、幻聴をなくす方法を探るのでなく、幻聴に苦しまないときと場合（当初は問題で頭がいっぱいになっているので、これを「例外」と呼びます）を探るような考え方です。

　過去に受けた虐待経験や事故などのトラウマ（心的外傷）に関係する精神疾患がある人への対応にも役立ちます。問題に焦点を当てトラウマが再現されるフラッシュバックなどのリスクが高い方法に比べ、いいときに焦点を当てるこの方法は、安全面に配慮された方法だといわれています。

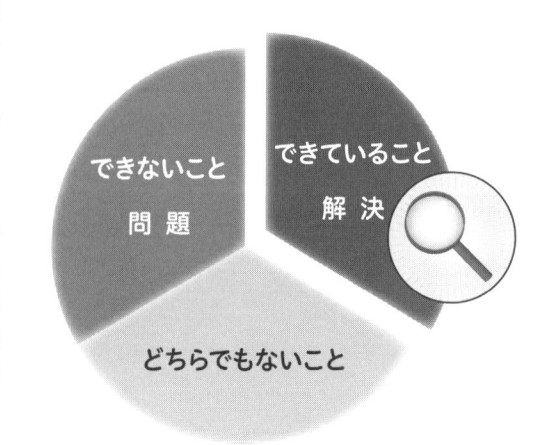

keyword ★		読んだ日	
☐ うまくいっているとき ☐ 解決志向アプローチ ☐ 想像 ☐ 日々のなか	☐ 例外 ☐ 安全面への配慮 ☐ 変化 ☐ 質問の力	1回目	2回目

> @recoverycaravan
> 理想をイメージしたり、うまくいっているときのパターンを探すとき、その答えをもっているのは他でもない自分だ。他人が提案し押しつけた理想像は、結局しっくりこない。

　リカバリーのためには、精神疾患を除去することでなく、充実した時間を増やそうとする解決志向アプローチが役に立ちます。充実した生活を過ごしているときのことを想像し、そこに至るプロセスを考えるときに、そのためのヒントは他の誰でもない当人にあると考えます。充実した時間を過ごすための答えやヒントは、確かに眠っていたり、隠れていたりするかもしれません。自分でもなかなか気づきづらい場合もありますが、必ずあるものです。他人のアイデアを植えつけても、結局意味がありません。逆にいえば、本人のなかにあるものこそが解決（うまくいっているという理想像）に結びつくものです。

　変化は一定して起きるものではありません。小さすぎるように感じるかもしれませんが、それが連鎖して突然大きな変化に結びつくときが来ます。人の変化や成長とはそういうものだと解決志向アプローチでは考えます。

☛ 解決を探すために質問の力を使ってみよう

　援助者は、本人に「寝ている間に魔法がかかり、悩みは解決されたとします。寝ているのであなたはそれを知りません。朝起きて、どんなことをきっかけにそれに気づくと思いますか？」という質問（ミラクル・クエッション）、「たいへんなことがよくわかりました。ではその例外、つまりたいへんじゃないときはどんなときですか？」という例外探しの質問などをすることで、解決像を思い浮かべられるようサポートします。問題や困難について考える方法に比べて、圧倒的に短い時間／期間で見通しが立つといわれています。

リカバリー日記 by 当事者スタッフのタマゴ

　僕の感覚だけど、幻聴って自分を助けてくれることがある。防衛反応というかシグナルというか。問題なのは幻聴に貼られた社会的なレッテルなのではないかと思う。幻聴は治療しなければならないもの、忌むべきものというレッテル。無理に抑えようとするから悪くなる。つき合い方を考えるほうが建設的だ。

15 レジリアンス

困難に折れないしなやかさ

> @recoverycaravan
> ストレスや逆境があっても、それを乗り越える人たちがもつ性質をレジリアンスという。病気になるメカニズムより、この竹のようなしなやかさを調べたほうが役に立つだろう。

　ストレスや逆境などの困難により病気になったり、人生につまずき苦しんでしまう人もいますが、同じような経験をしてもそれを乗り越えていくような人に共通する性質を「レジリアンス」といいます。ストレスや病気を生みだすプロセスを知ることで病気との付き合い方を知り、症状はコントロールできるのだと感じることは意味がありますが、かといってストレスはゼロにはできません。リカバリーのためには、困難を乗り越えた人たちの特徴を勉強したほうが役立ちそうです。

　レジリアンスをもっている人は、ストレスがあっても竹のようにしなって折れません。たとえ精神疾患を発症しても、リカバリーしやすいことが統計的にわかっています。また、レジリアンスは生まれつき多い少ないがあるのでなく、経験や練習により増えていくものだといわれています。

▼ 問題志向からポジティブ志向へ

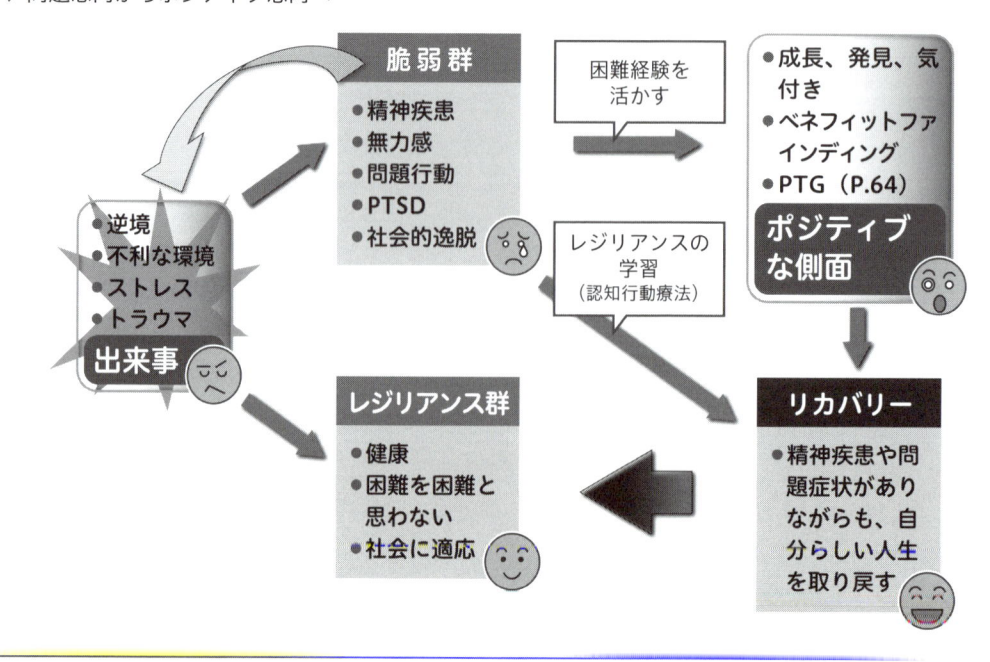

出来事：逆境／不利な環境／ストレス／トラウマ

脆弱群
- 精神疾患
- 無力感
- 問題行動
- PTSD
- 社会的逸脱

困難経験を活かす →

- 成長、発見、気付き
- ベネフィットファインディング
- PTG（P.64）

ポジティブな側面

レジリアンスの学習（認知行動療法）

リカバリー
- 精神疾患や問題症状がありながらも、自分らしい人生を取り戻す

レジリアンス群
- 健康
- 困難を困難と思わない
- 社会に適応

keyword ★		
☐ 竹のようなしなやかさ	☐ 関係を築く力	☐ モラル
☐ 考え方を工夫する練習	☐ 積極性	☐ 利他主義
☐ 洞察力	☐ 創造性	
☐ 独立心	☐ ユーモア	

> @recoverycaravan
> レジリアンスをもっている人は、リカバリーしやすいことがわかっている。このレジリアンスは、考え方を工夫する練習をしたり、お手本となる人を見つけることで手に入れることができる。

7つのレジリアンス

虐待された子どもの立ち直りに関する研究から、次のような7つのレジリアンスが指摘されています。

① 洞察力
　違和感を感じるセンス、何にでも疑問をもち自分の頭で考える習慣をもっていること。当たり前のことにも鋭い質問を投げかけるような洞察力により、困難の根拠や成り立ち、あるいは困難を困難と感じさせている理由を疑い、困難の別の側面を見つけてみましょう。

② 独立心
　ストレス、自分を傷つけるものと距離を取れること。自分らしさ、自分のペースを保ち、困難と距離を取れること。たとえ孤立して1人になっても、困難と付き合うことをやめ、自分らしさを保つことで困難を乗り越えられます。

③ 関係を築く力
　自分の魅力を開示し、他人をひきつけて健康的で親密な関係を他人と築けること。助けてくれる人を引きつける才能。困難ななかで、他人から肯定的な注目を集め、安心できる関係性を保つ力により、困難に折れずに生き延びた人もいます。

④ 積極性
　人生の主導権を握り、自分を成長させる計画をもてること。何にでも自主的に取り組む積極性、調べては実験する探究心があり、問題に取り組み対処しよう、自分でなんとかしようとする人は、困難から価値を生み出します。

⑤ 創造性
　遊びから何かを創造することにより、たわいもないことに価値を見出すことができること。何でもない些細なことに希望や感動を見い出す才能は、リカバリーを引っ張り出すことを意味しています。つまらないものやできごとに可能性を見つける遊び心を大切にしましょう。

⑥ ユーモア
　遊び笑いとばすことで、重大（深刻）なことを何でもないことにできること。人を挫折させるような困難な一大事を、なんてことのない、ちっぽけなことだと笑い飛ばす能力は、まさに竹のようなしなやかさです。

⑦ モラル、利他主義
　よりよい未来を志向し、善悪の判断や価値に重きを置いていること。自分のことばかり考えるのではなく、相手を思いやり、他人のために行動できる人のほうが、困難にうまく対処して乗り越えられる能力が高いといわれています。

COLUMN 2

リカバリーを客観的に測るものさし

　リカバリーの度合いを統計的に測るものさしを3つ紹介します。これらの数字がリカバリーの様子を示します。つまり、ここに示されたような質問などから、リカバリーのイメージを想像できるということです。

資料❶ 日本語版　Recovery Assessment Scale　（RAS）

　次の文章は、自分自身や自分の人生について、どのように感じていらっしゃるかを表したものです。それぞれの文章を読み、もっともあてはまると思う番号1つに、○をつけてください。

		1 まったくそう思わない	2 そう思わない	3 どちらともいえない	4 そう思う	5 とてもそう思う
1	生きがいがある	1	2	3	4	5
2	不安があっても、自分のしたい生き方ができる	1	2	3	4	5
3	自分の人生で起きることは、自分で何とかできる	1	2	3	4	5
4	自分のことが好きだ	1	2	3	4	5
5	人々が自分のことをよく知ったら、好ましく思ってくれるだろう	1	2	3	4	5
6	自分がどんな人間になりたいかという考えがある	1	2	3	4	5
7	自分の将来に希望を持っている	1	2	3	4	5
8	いつも好奇心がある	1	2	3	4	5
9	ストレスに対処することができる	1	2	3	4	5
10	成功したいという強い願望がある	1	2	3	4	5
11	元気でいたり、元気になったりするための、自分なりの計画がある	1	2	3	4	5
12	到達したい人生の目標がある	1	2	3	4	5
13	現在の自分の目標を達成できると信じている	1	2	3	4	5
14	手助けを求めた方がよいのがどのような時か、知っている	1	2	3	4	5
15	手助けを求めてもかまわないと思う	1	2	3	4	5
16	必要な時には、手助けを求める	1	2	3	4	5
17	たとえ自分で自分のことを気にかけていなくても、他の人は私を気にかけてくれる	1	2	3	4	5
18	何か良いことが、いつかは起きるだろう	1	2	3	4	5
19	頼りにできる人がいる	1	2	3	4	5
20	たとえ自分のことを信じていない時でも、他の人が信じてくれる	1	2	3	4	5
21	さまざまな友達を持つことは、大切なことだ	1	2	3	4	5
22	精神の病気に対処することは、いまでは私の暮らしで最重要なことではない	1	2	3	4	5
23	症状が私の生活の妨げとなることは、だんだん少なくなっている	1	2	3	4	5
24	私の症状が問題となる時間の長さは、毎回短くなっているようだ	1	2	3	4	5

資料❷　　日本語版　Self-identified stage of Recovery Part-A（SISR-A）

病気のある人は、時に、人生について異なる感じ方をすることがあります。
次の5つの文章は、精神の病気と共に生きていて、感じるかもしれないことを表しています。
5つ全ての文章（ア〜オ）を読んでから、質問にお答えください。

ア	「精神の病気から回復できるとは思いません。 人生は、自分ではコントロールできないもので、困難を乗り越えるためにできることは、何もないと感じます。」
イ	「つい<u>最近</u>、人は精神の病気から回復できるということに気づきました。 <u>ちょうど今</u>、自分にも何かできるかもしれないと、学び始めているところです。」
ウ	「どのようにして病気を乗り越えていけるか、<u>学び始めているところ</u>です。 自分の人生を前向きに進んでいこうと、決めました。」
エ	「今は、わりとうまく病気に対処することができます。 調子が良く、将来についてはかなり前向きに感じています。」
オ	「今は、自分の健康や人生をコントロールしていると感じています。 とても調子が良く、将来は明るく見えます。」

<u>この一ヶ月で</u>、病気と共に生きる人生についてあなたが感じていたことについて、上記の中で、最も近いものはどれだと思いますか？ア〜オの記号の中から1つだけ選び、〇をつけてください。

1：ア　　　2：イ　　　3：ウ　　　4：エ　　　5：オ

資料❸　　日本語版　Self-identified stage of Recovery Part-B（SISR-B）

次の4つの文章は、自分の人生について人々が感じるかもしれないことを表したものです。
それぞれの文章について、この1ヶ月のあなたの考えにどれくらい一致するか、
あてはまる番号1つに〇をつけてください。

		1 まったく そう 思う	2 あまり そう 思わない	3 どちらかと いうと、 そう思わない	4 どちらかと いうと、 そう思う	5 わりと そう 思う	6 とても そ う 思 う
1	自分の人生の目標を達成する方法を、見つけられるだろうという自信がある	1	2	3	4	5	6
2	自分がどんな人間で、自分の人生にとって何が大切なのかを知っている	1	2	3	4	5	6
3	自分が人生でしていることは、意味があり、価値のあることだ	1	2	3	4	5	6
4	自分の人生や幸せに、全面的に責任を持っている	1	2	3	4	5	6

資料❶❷❸の引用元について
千葉理恵 , 宮本有紀 , 川上憲人 , 船越明子 , Retta Andresen.
2008（平成20）年度　（財）在宅医療助成 勇美記念財団　在宅医療助成（一般公募）完了報告書
精神疾患を有する人を対象とした、日本語版リカバリー評価尺度の開発と、リカバリーの関連要因に関する研究
http://www.zaitakuiryo-yuumizaidan.com/main/result.php?year=2008

COLUMN 3

レジリアンス発見の歴史

　レジリアンスをもっている人は、リカバリーしやすいことがわかっています。このレジリアンスは、考え方を工夫する練習をしたり、お手本となる人を見つけることで、手にすることができるのです。

　ハワイのある島で、子どものときに虐待を受けたり、親がいなかったり、重大な病気や障害を負ってその後の困難が予想されそうな子どもたちに生活について調査がなされました。結果は、困難な生活をしていた子どもがいた一方で、活き活きと元気に生きていた子どももいました。前者を脆弱群と呼んだのに対し、後者の困難を乗り越えていた子どもたちを、この研究ではレジリアンス群と呼びました。これが、精神医学分野で「レジリアンス」という言葉が用いられた始まりといわれています。

▼ レジリアンスの6つの心的因子

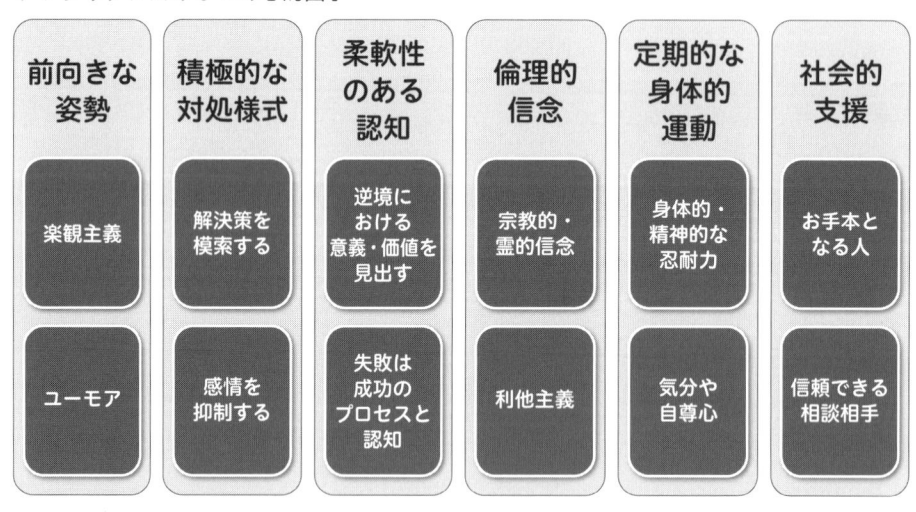

前向きな姿勢	積極的な対処様式	柔軟性のある認知	倫理的信念	定期的な身体的運動	社会的支援
楽観主義	解決策を模索する	逆境における意義・価値を見出す	宗教的・霊的信念	身体的・精神的な忍耐力	お手本となる人
ユーモア	感情を抑制する	失敗は成功のプロセスと認知	利他主義	気分や自尊心	信頼できる相談相手

リカバリー日記　by まさえもん

　頭でわかっていても、相手や事柄に気持ちを傷つけられたことのショックと「絶対に許さない」という感情が混ざって、眠れなくなることがありますよね。どうにもならないという絶望感から頭で解決できなくても、意思の紐を解く鍵が必ずあるはずです。とにかくやってみましょう。

　具体的には、「たらば」つまり「〜たらよかったのに」、「〜ればよかったのに」を考えるよりも、重ねた苦労や挫折を成功のヒントに変えることです。たくさんの自分の失敗例から成功の対応策をひとつでも覚えておくことです。ささいな悩み、迷い、不安の積み重ねが大きな悩みとなる前に、自分の対応の速度を落とさず、解決方法を常に探して自分自身を身軽にしておくことです。考えすぎずにすばやく自己対応処理するという能力が、楽観の基本の柱になります。生きるエネルギーです。

第3章 よりよく生きるための心理学

病気を治すためでなく、よりよく生きるために研究された心理学は（ポジティブ心理学といいます）精神疾患の有無にかかわらず充実した時間を過ごすために役立ちます。この章では、精神疾患というテーマから離れて、個人が感じる充実感や幸せ、やる気、長所などについて、心理学でわかってきていることを紹介します。患者である前に、人として改めてそれらを問い直し、学ぶべきことは多くあります。

16 幸せの感情 ❶ 心を満たす幸せ

> @recoverycaravan
> 心を満たす幸せは、娯楽などからではなく、親切な行為をすることで得られるものである。安易にはたどりつけないからこそ、価値のある本当の幸せがそこにある。

　友だちと遊ぶ、映画を観る、チョコを食べるといった娯楽活動と、小学生に勉強を教えるといった慈善活動の後で感じる幸せについて分析したところ、得られる充実感は後者のほうが大きかったそうです。心を満たすような幸せとは、ただ単にストレスが少なく、心地よく快適であることや快楽につかり続けることにより得られるものではありません。

　これは、精神疾患や症状という困難を伴いながらリカバリーを目指す人にとっては朗報です。なぜなら、幸せの条件とはストレスや困難をなくすことではないことがわかったからです。精神疾患がなくならなくても幸せを感じ、充実感は味わえるということです。そしてそれは、一時的な快楽に逃げることとも違います。

👉 WHO（世界保健機関）における健康の定義

　WHO（世界保健機関）が定義する健康とは、今や病気や障害がないことではありません。障害や疾病により一部の活動に制限があったとしても、総じて活動全体のレベルが高い状態にあることを健康とみなします。さらにこれは主観的評価であるべきと指摘されています。よりよく生きたいと願い、実際にそのように感じられる生活を送ることこそが、世界標準の「健康」の定義なのです。

> Health is a state of complete physical, mental and social well-being and not merely the absence of disease or infirmity.
> （健康とは、完全に、身体、精神、及び社会的によい状態であることを意味し、単に病気でないとか、虚弱でないということではない。）

リカバリー日記　by mikikowakaba

　認知機能障害が改善される可能性があると信じています。本気になったら底力が出たりして普段はできないことも仕事になるとできちゃったことも経験しました。

　これから能力以上のことを期待されたとしても、もしかしたらそれもできちゃうんじゃないかと思っています。

keyword ★		読んだ日	
☐ 心を満たす幸せ ☐ 充実感 ☐ 快適、快楽 ☐ 健康の定義	☐ 過去、未来 ☐ 過去に縛られない ☐ 生きる方向性を見直す ☐ 展望	1回目	2回目

> @recoverycaravan
> 自分の過去をどのようにとらえ、未来をどのように見通すかによって、自分の生きる方向性を定めることができる。そうすることで、より前向きに生きることができるようになる。

　幸せの感情は、過去、現在、未来のそれぞれに関する3つがあります。過去や現在がつらくても、未来について希望をもてることがあるでしょう。また、過去が幸せでも、現在や未来に絶望している場合もあります。大切なのは、現在と未来の幸せであり、それは過去によって縛られるものではありません。

　生きる方向（目的）を見直すことで、自分の感情をより前向きにすることができます。いい換えれば、過去をどのようにとらえて、未来をどのように展望し、そして現在をどう生きるのかを考えることが、幸せの感情を手に入れるために必要不可欠なのです。

👉 幸せの感情を表す言葉

① 過去に対する幸せの感情の例：充足感、安堵感、達成感、誇り、平穏
② 現在に対する幸せの感情の例：喜び、絶頂感、落ち着き、熱意、歓喜、快楽、没頭
③ 未来に対する幸せの感情の例：信念、信頼、自信、楽観、希望

✏️ 書き込んでみよう

▶ 第5章 リカバリーシート「私の目標と計画」(P.102)

◇ 私の未来：夢や長期的な目標

◇ 私の過去：もうできるようになったこと

第3章　よりよく生きるための心理学　39

17 幸せの感情❷ 過去に対する感情・未来に対する感情

> @recoverycaravan
> どんな過去であっても、それで未来が決まってしまうわけではない。つらい過去と和解できれば、前向きな未来が訪れる。過去のよい思い出は、何回でも振り返り、感謝して味わうことができる。

　罪悪感や復讐心といった過去に関するつらい感情を見直すことで、現在を充足感で満たすことができます。その前にまず、過去は未来を決めてしまうとは限らないという事実を知っておきましょう。

　罪悪感でつらいときは、謝りたい相手に謝罪の手紙を書いてみるとよいでしょう。実際に送らなくてもよいのです。何を謝りたいのか、どこが悪かったのか、そこから自分は何を学んだのか、次ならどうするのか、どのように償うべきかなどを整理してみましょう。

　自分を傷つけた人やできごとに対する復讐心でつらいときは、それを許す練習をしてみましょう。許さないことで相手を苦しめることはできません。許すことで自分を苦しみから解放することができます。相手がどのように謝り、どんな点を反省し、次にどのような行動を取ると約束したら自分は納得できるのかを整理し、相手が謝ってきた場面を想像してみましょう。逆に、このことで自分が学んだ点を整理してみるのもよいでしょう。

👉 感謝の気持ちを表してみよう

　過去に対するよいできごとがあれば、感謝することでそれを何度も味わい、幸せの感情を増やすことができます。感謝すること、感謝する相手を書き出してみたり、感謝の気持ちを手紙にしてみれば、素晴らしい過去をもう一度味わうことができます。

リカバリー日記　by おした君

　人生、土台があっても崩れ去ることがある。積み上げたものが崩れ去って、さらに材料まで取り上げられても、見えない礎を信じて何度も何度も積もうとする。力尽きてもう積めない、今そう感じている。もういい。充分に努力してきた。出世ではなく、感謝で生きていく。サンキューを連発して生きていこうと思う。気持ちが明るく、温かければ何もいらない。

　感謝の言葉「ありがとうございます」を連発する。ここから人生は始まるのだ。家のなかで口を大きく開けて「ありがとうございます」と発声練習するのだ。初めは、ただの呪文のような感じでいい。次第にありがたい気持ちが湧いてくるはずだ。簡単なことだから、病気をもっている人はぜひやってみてほしい。

keyword ★

- ☐ 過去と和解
- ☐ 感謝
- ☐ 謝罪の手紙
- ☐ 許す練習
- ☐ 思い過ごしは損
- ☐ 過去や現在は未来を縛らない
- ☐ 希望を取り戻す
- ☐ 楽観的な原因

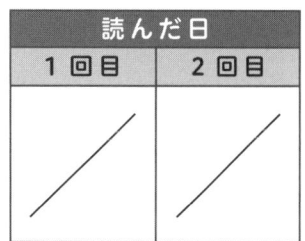

読んだ日	
1回目	2回目
/	/

> @recoverycaravan
> 落ち込んだら、そのプロセスにある思い過ごしを見つけよう。それに反論するための事実を見つけ、別の楽観的な原因を探すとよい。こんな思い過ごしは損するだけで意味がないことがわかれば、状況は変えられる。

　未来に対する希望がもてない、つまり絶望というつらい感情を見直すことで、現在を充足感で満たすこともできます。このときも、現在や過去は必ずしも未来を縛るものではないという事実を知っておきましょう。

　希望が足りないと感じたら、どこか悲観的になっているということです。そのときはまず悲観的な考えをつかまえて、それに反論することで希望を取り戻すことができます。楽観的になることで希望を取り戻し、充実感を自分でコントロールすることができるのです。

① 悲観的な考えをつかまえる
　⑴ 困った状況を明確にする
　⑵ この状況で抱きがちな思い込みを考える
　⑶ 思い込みがもたらす結果を確認する
② 楽観的な説明をする
　⑴ 思い込みに対して<u>反論</u>する ──▶【反論の仕方】
　　　　① 反論できる根拠、証拠を見つける
　　　　② より気楽な別の原因を探す
　　　　③ 思い込みに意味があるのか自問してみる（損なだけに気づく）
　　　　④ 変えられる状況を探す
　⑵ 前向きな意味づけや行動に移す

リカバリー日記　by mikikowakaba

　「両親に対する感謝の気持ち」。今は、産んでくれてありがとうと言えるくらい。病気になる前の昔の自分は、親が勝手に産んだとか、頼んで生まれてきたわけじゃないと思っていた。病気になってからも、親に感謝することはなかった。でも、入院を機に、病気になって以来こじれた両親との関係が元にもどったのだ。
　お見舞いに来てくれることがうれしかったことと、両親の、私の病気への理解が深まった（聞いていないので本当のところはわからないけれど）からかな？

18 現在に対する感情

幸せの感情 ❸

> @recoverycaravan
> 人生の意味を考えることで得られる充実感とは異なり、一時的な心地よさや平穏な気持ち、感動に理屈はいらない。ただし、そのような快楽はすぐに慣れてしまうので、快楽におぼれないようにする工夫が必要だ。

　現在に対する幸せを、2つに分けてみます。たとえば1日の仕事を終えて温泉に入ったときのことです。お湯につかった瞬間にやってくる心地よさを快楽と呼び、お湯につかりながら振り返る仕事の達成感を充実感と呼んで区別してみましょう。リカバリーは快楽だけでは得られず、心を満たすような幸せである充実感が必要でした。これは自分の強み、長所、魅力を活かし、生きることに没頭するような時間をもつことで得られます。

　快楽におぼれると肝心の充実感が得られなくなりますが、一過的とはいえ快楽は心地よく、肯定的な感情を生みます。上手に付き合う方法を探しましょう。

2種類の快楽

　快楽も2つに大別できます。ひとつは、身体的な快楽で理屈抜きの気持ちよさ、いわゆる「快感」です。もうひとつは、他人と関わるなかで得られる「喜びに代表されるような快楽」です。安心、調和、うれしさ、楽しさ、おかしさ、躍動感、興奮、絶頂感、なども後者の快楽に含まれるといえます。

キャラバン隊で1年の達成を振り返り味わっています

リカバリー日記　by 中村孝

　銭湯に入ると気分がとてもリラックスできるので、会社で嫌なことがあっても解消されます。また銭湯には「銭湯友達」がいて、いろいろなことを話し、裸の付き合いができます。だから銭湯には毎日行っては、私は一時間三十分位入っています。どうしてそんなに長く入っているのかというと、スタッフの方が「どうぞ、ごゆっくり」というからです（笑）そのスタッフを風呂ントといいます（笑）

keyword ★	
□ 心地よさ	□ 新鮮さ
□ 感動	□ 他人とわかちあう
□ 肯定的な感情	□ 自分を祝福する
□ 意識して味わう	□ 没入する

読んだ日	
1回目	2回目

@recoverycaravan

心地よさや感動は意識して味わうと長続きする。友だちと共有する、写真や記念品に残す、お祝いするなどの工夫で倍増する。ありきたりの生活のなかに新鮮さを見つけるようなセンスを大切にしよう。

　心地よさや快楽がもたらす幸せを最大限にするためには、次のような工夫をするとよいでしょう。

① **慣れない** ➡ 快楽は、慣れてしまうことで半減してしまいます。同じ方法では何度も味わうことができないので、楽しみ方を換えたり、回数を制限するとよいでしょう。これは中毒に陥らないためにも、役立つことです。

② **味わう** ➡ 快楽は、意識して、注意を充分に払って味わうことで増やすことができます。忙しい毎日のなかでふと足を止めて、快楽を「快楽」と意識し焦点を当てることで快楽は味わい深くなり、肯定的な感情を生みだすことにつながります。恵まれたことに感謝し、ときには驚くようなサプライズを用意して、大いに楽しむというわけです。

③ **注意深く過ごす** ➡ さらに、今までは快楽だと意識していなかったありきたりの状況のなかに、新鮮なものを見出すような注意深さを取り入れることで快楽は増やすことができます。

快楽を味わうために

快楽を味わうために、次のようなアイデアが役立つでしょう。
① **他人とわかちあう**：快楽という経験を1人でなく、他人と共有して味わう
② **記憶する**　　　　：快楽を写真や記念品、日記といった物に換え、後から思い出して味わう
③ **自分を祝福する**　：自分で自分をほめて快楽を味わう
④ **知覚をとぎすます**：外部からの刺激を排除して集中して快楽を味わう
⑤ **対象に没入する**　：余計なことは考えずに、感覚だけで快楽を味わう

19 没頭するって楽しい

幸せの感情❹

@recoverycaravan
些細な作業や仕事でも楽しんだり、そこに意義を見出したりして没頭することができる。時間を忘れるくらい没頭すると、充実感は得やすくなる。

　画家は食事も取らず絵を描くことに没頭しますが、不思議なことに、その作品が完成すると興味がなくなり、別の新しい作品づくりに没頭していくこともあるようです。

　仕事や勉強、スポーツ、読書、ゲームなど、時間を忘れて何かに没頭したことは誰にでもあることでしょう。何かに熱中しているときは、時間が経つのも忘れてなかなかやめられません。このように集中して没頭している状態を「フロー」と呼びます。

　フロー状態では快楽のような心地よさは感じませんが、後でもっと深い充実感を味わうことがあります。快楽は快適な時間をもたらしますが、それだけでは充実した人生は得られません。安易な快楽に手を出しがちですが、成長と充実感を生むようなフロー状態によってこそ、人は憂鬱から遠ざかることができます。

👉 フロー状態は快適ではない

　フロー状態にあるとき、自己意識は消滅し時間は停止して感じられます。高度に集中し、その場では喜びや充実感さえ感じないものです。必ずしも快適とは限らず、強いストレスがかかっていることもあります。

　たとえば、登山家や岩登り（ロッククライマー）が山に登っているときはフロー状態です。寒さや危険という強いストレスのなかで、余計なことは考えず、登ることに没頭しています。山頂で飲むコーヒーには、困難やストレスを克服して達成した目標があるがゆえに、南国のビーチで飲むジュースにはない味わいや感動できるおいしさがあるといえるでしょう。

リカバリー日記 by サム

仕事をもつことのありがたさ。ひとつの仕事を完成させることの困難さとその壁を破ったときの達成感。

私は今回、この仕事を完遂するにあたり、多くのサポーターを得たことはラッキーでした。みんな、快く受け入れてくれて、本当にうれしく思い、また、そのみんなに感謝しています。

keyword ★		読んだ日	
☐ 意義を見出す ☐ 没頭 ☐ 時間を忘れる ☐ フロー	☐ やった成果 ☐ 自分の才能 ☐ 作業の難易度 ☐ 最高のパフォーマンス	1回目	2回目

> @recoverycaravan
> 没頭するには、それが難しすぎてもやさしすぎてもいけない。やった成果が目に見えてわかりやすく自分の才能を活かせていると感じられるように、ルールや目的・目標を明確にしておくとよい。

　フロー状態を多く経験し充実感を得ることは、リカバリーにも大いに役立ちます。自分の強み、魅力と可能性を活かすことがフローには必要になります。

　フロー状態に入るためには、その作業の難易度と自分の能力がマッチしていないといけません。難しすぎたら続かず没頭するまでやるという気持ちになりませんし、簡単すぎてもすぐに飽きてしまい没頭には至りません。難易度を自分の能力に合わせて調整することでうまくいくことがあります。また、ゴールははっきりとしていてわかりやすく、没頭した成果が目に見えてわかりやすいほうがフロー状態になりやすいといわれています。

　チラシを折る、という単純作業は簡単すぎて没頭できないかもしれません。しかし、20分で100枚折るという目標を立てることで難易度は調整できます。折ったチラシは目の前に重ねる、これを達成したときに缶ジュースを飲んでもよいこととする、などのルールを設けることで単純作業を楽しむことができるようになります。

フローを使いこなす

　作業の難易度を調整する際に、できれば自分の強みを活かしていると感じられる内容にすると充実感に結びつきやすくなります。自分の能力を活かさずに没頭すること（たとえばテレビドラマを見続けること）とは違います。

　フローには、挑戦や苦労が多少なりとも伴うはずです。緊張することとも違い、フローはその人が最高のパフォーマンスができる状態でもあります。登山のように大きくなくても、親友の似顔絵を描くなど10分程度の集中でも味わうことはできます。このように、フローは意識してつくることができるので、「フローを使いこなす」という発想をもつとよいでしょう。

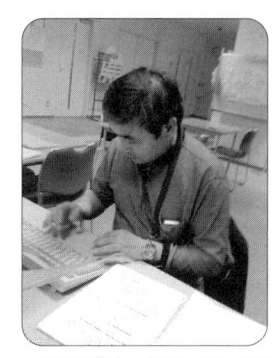

作業に集中し没頭しています

第3章　よりよく生きるための心理学

20 自己効力感と楽観主義 ❶

やる気には見通しと自信が必要

> @recoverycaravan
> 全部ハズレのくじなんて、誰も引いてみる気にはなれないだろう。自分が選択した行動に結果があり、それが何かしらの影響を与えるからこそ、やる気が出てくる。この感覚を、自己効力感という。

　最近のファミリーレストランでは、店員を呼ぶためのボタンがテーブルの上に設置されています。食べたいものが決まったら、ボタンを押して店員に来てもらい、注文を行います。しかし、明らかにボタンが壊れていたり、ボタンを押したお客が無視されて、直接声をかけて店員を呼びとめたお客を優先に対応していたらどうしますか？　おそらく、わざわざボタンを押そうと思う人は少ないでしょう。

　多くの人は、ものごとに対して自分から働きかけることができます。自分や自分の環境を変えられるという認識がなければ、行動を起こそうという気にはなれません。一般的に精神障害者はやる気がないと思われがちですが、障害の有無に関係なく、自分の働きかけで何かを変えられるという自覚がないと、誰でもやる気は出ないものなのです。

結果予期と効力予期

　自分の意思と力量で行う行動が効果を与えるだろうと思える、このやる気にも似た感覚を自己効力感と呼びます。その行動がどのような結果をもたらすだろう、そしてその行動はどうしたらうまくできるだろうと予測することで、自己効力感は成立します。

　自己効力感は、ファミレスのボタンといった特定のものだけでなく、他のことへのやる気にも広がります。自分でやれると感じていることが重なると、他のことでもやれると思うというわけです。自己効力感は、後の行動の選択や努力量などに影響を与えるといわれています。

keyword ★	
☐ 影響	☐ 効力予期
☐ 自己効力感	☐ 成功
☐ 環境は変えられる	☐ 代理体験
☐ 結果予期	☐ 言説的な励まし

読んだ日

1回目	2回目
/	/

> @recoverycaravan
> 何か小さなことでも成功したり、仲間が成功するのを身近に感じると、自分のすることが影響を与えると感じることができる。自分で体験できなくても、その影響を予想できれば「よし、やってみよう」と思える。

　自己効力感を膨らませるには、まず何より自らが成功体験を積むことです。自分自身で何かを達成し、影響という効果を与えることで、自分で自分の置かれた状況は変えられるんだと感じられるようになります。

　自分以外の親しい誰かが何かを達成したり、成功するのを観察することでも自己効力感は高まります。自分ではできないと感じていても、近い仲間が成功するのを目の当たりにすると「やれそうだ」と思うというわけです。

　また、こういった体験が積めない場合でも、言葉や図による説明を受けて「自分の働きかけが影響を与える」ということがわかれば、自己効力感というやる気は出ます。がんばれという励ましだけでなく、自分のなすことが他人に影響を与えるプロセスについて論理的に知るだけでよいのです。

▼自己効力感を呼ぶもの

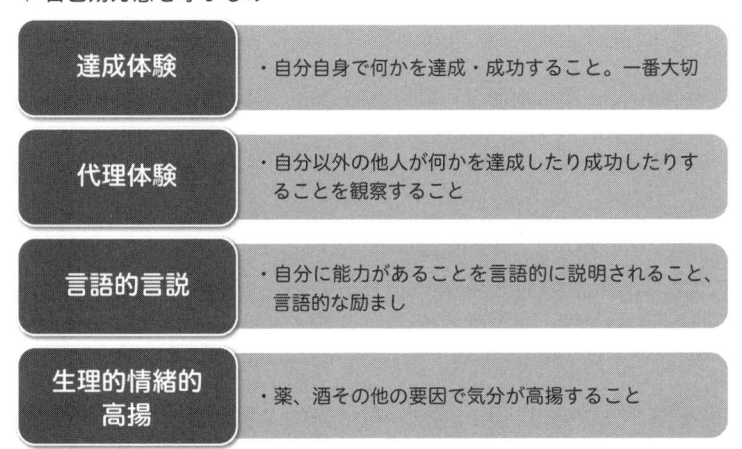

達成体験	・自分自身で何かを達成・成功すること。一番大切
代理体験	・自分以外の他人が何かを達成したり成功したりすることを観察すること
言語的言説	・自分に能力があることを言語的に説明されること、言語的な励まし
生理的情緒的高揚	・薬、酒その他の要因で気分が高揚すること

リカバリー日記 by ラピスムーブ
日本がサッカーでスペインに勝った。自分もがんばらなくてはと勇気をもらう。

21 自己効力感と楽観主義 ❷

やる気と困難の関係

> @recoverycaravan
> 心身ともに健康な人でも、自分ではどうすることもできないつらい経験を重ねると、どうせ何をやっても無理だろうという考えにとらわれてしまう。無力感はこうして生まれる。

　自分ではコントロールできないできごとを経験すると、今後も自分ではコントロールできずに避けることはできないと考えてしまいます。自分で選択できないことが続くと、何をやっても無駄であると学習してしまうことが研究によって明らかになっています。こうしてつくられた感情を「学習性無力感」といいます。精神疾患がなくても、誰でもこうした無力感に襲われる可能性があります。

　生きていると災害や事故、親しい人との死別など、自分の力で避けたり調整することがほとんど不可能なことに見舞われることがあります。そうした経験が重なると「どうせ何をやっても無理だろう」とついつい考え、やる気全体が失われていくのです。

　精神疾患があると自分で選択する能力が低いとみなされ、自己決定の機会が奪われがちです。十分な説明もなく医師や支援者、親などに勝手に決められたり、行動を制約されることが多々あります。ちょっとしたことで働く場所や友人を失ったり、突然の体調悪化で病気に振り回される感覚をもちやすいかもしれません。やる気がないのも精神疾患の症状だといわれていますが、その多くは実はこうしてつくられた無力感だと考えられます。

👉 やる気の無さは病気のせいとは限らない

　学習性無力感は、犬の実験により発見されました。無力感に襲われた犬は、苦痛から逃れる方法があるにも関わらず、やる気を失ったかのように、それを試すことができませんでした。精神疾患症状のひとつといわれる「やる気のなさ」は、この学習性無力感の他に、薬の副作用であるかもしれません。脳の機能障害により先を見通すのが苦手になり自分の効力が予想できない、あるいは記憶の定着がよくなく成功体験が蓄積しづらいために自己効力感が育まれにくいのかもしれません。いずれにしろ、「やる気のなさ」を病気の症状と一言で片づけて、簡単に諦めてしまうべきではありません。

keyword ★		読んだ日	
☐ 学習性無力感 ☐ やる気のなさ ☐ 病気のせいとは限らない ☐ 楽観的	☐ なんとかなるだろう ☐ 困難から逃げる ☐ 気楽 ☐ 練習により取り入れられる	1回目 /	2回目 /

> @recoverycaravan
> 楽観的になると、無気力な状態を回避して、希望をもっているとリカバリーしやすい。「なんとかなるだろう」と思うことは、決して無責任なことではない。無気力にならないための責任ある選択だ。

　つらい経験が重なると多くの人に学習性無力感を引き起こしますが、一方で、無力感に屈しない人たちがいることもわかっています。絶望的な状況のなかで、楽観的に考え、希望を失わない人たちもいるのです。絶望したことで困難から逃げる方法を見過ごしてしまわないようにするためには、楽観的に考えることが必要となります。楽観主義とは「（根拠はなくとも）なんとかなるだろう」と気楽に考え、未来を前向きにとらえることです。

　楽観的になれというと、とくに日本人は無責任だとか、能天気だというかもしれません。しかし、希望をもっている人はリカバリーしやすいことが統計的にわかっています。困難な状況においては、その原因を自分に求めたり、ふたたび同じようなことが起こると心配して可能性を見失うより、楽観的な考え方を選択することで希望を見出し、行動し続けることが責任ある選択なのです。

☞ 練習で楽観的になれる

　「楽観的」の反対語は、「悲観的」です。楽観的になろうとするのが難しければ、悲観的になるのをやめることから始めるとよいかもしれません。不安や心配を大きくとらえ過ぎないように、広い視野をもちましょう。楽観主義には、生まれつきの性格的なものと、練習により取り入れられるもの（学習性楽観主義）があります。起こっている事態を自分に対して希望的に説明することで、楽観主義は取り入れられるようになります。

リカバリー日記　by 大平学

　苦言を言われたりして嫌な思いをしたときは、考える力を養うつもりで突破口はないかと模索し、自分の何が原因か考え、自分に前向きでいられそうな結論を考えます。どうしても無理だとわかれば、「全世界に人は六十億人いるんだ。人を侮蔑するようなひどい人もいるのだ」と切り替えて考え、楽観的になれました。

　嫌な経験をした場合、「底辺まで行くとあとは登るしかない」「いつも、へこんで上がろうとするのならいつも原因が同じだし、違う視点から自分を発見できるのでは？」と割り切って考えようとします。

　登ってみなければ何も得ることはできません。行動に起こすことが大前提です。「考えつかなかったら分岐点に差しかかった先で考えればいいじゃないか！」マイナスの遺産・思考をプラスに変える、これが僕のモットーです。

22 楽観的に考えよう

自己効力感と楽観主義❸

> @recoverycaravan
> よいことが起きたら ①こういうことはずっと続くだろう ②これ以外にもこういうことは起こるだろう ③これは自分の才能や努力が実ったからだと自分に説明してみよう。なんだか、やれそうな気がしてくる。

　練習により楽観主義になることができます。悪いことが起きても、それはほんの一部の小さなことだ考えます。よいことが起きれば、せっかくなのでそれは大きくとらえます。悲観主義の人とはちょうど反対です。楽観的に考えるには、次の3つの視点から工夫するとよいことがわかっています。

① 時　　間　　（この状況が続くのか、短いないしは1回限りなのか）
② 内　　容　　（この状況のごく一部なのか、関係することすべてなのか）
③ 自分との関係　（悪いのは自分なのか、そうじゃないのか）

　無力感に襲われかねない悪いことが起きてしまっても、以下のように自分に説明することで楽観的になれます。そしてよいことが起きたら、積極的にこの反対にして自分に説明しましょう。

① この状況が続くわけじゃない、今回限りだ
② このこと以外はうまくいく
③ 自分が悪かったわけじゃない

悪いできごとに対して…		
① 時　間	ちっとも口をきいてくれない	➡ この2日間は口をきいてくれない
② 内　容	人は信じられない	➡ A君は嘘を言うときがある
③ 自分との関係	自分にはできない	➡ 疲れていただけだ

よいできごとに対して…		
① 時　間	今日は運がいい	➡ 私はいつも運がいい
② 内　容	私は算数なら得意	➡ 私は頭がよい
③ 自分との関係	苦労してできた	➡ 私には努力する才能がある

keyword ★	
☐ やれそうな気	☐ 自分に説明
☐ 時間	☐ 練習
☐ 内容	☐ 使いこなす
☐ 自分との関係	☐ 文化

読んだ日

1回目	2回目
/	/

> @recoverycaravan
> 悪いことが起きたら ①これは過去や未来を決めるものでなく、今回だけだ ②これ以外は悪くなっていない ③自分の落ち度とは限らない と事実を見て自分に説明してあげよう。必要以上に落ち込むべきではない。

ここで、楽観主義を使う練習をしてみましょう。次の3問の質問について、答えを考えてみてください。

Q1 いつもと違う視点で描いた絵を絵画コンクールに応募したら、初めて入賞した。これを楽観主義で説明すると？

Q2 今までにないくらいがんばったにも関わらず、テストで悪い成績だった。これを楽観主義で説明すると？

Q3 苦労と支援のおかげでようやく就職した会社が、不況で倒産。再就職の見通しが立たない。これを楽観主義で説明すると？

【ヒント】これはよいこと？ 悪いこと？ ➡ ①時間 ②内容 ③自分との関係で説明してみましょう。　　　　　　　　　　　　　　　　　　　　　➡ 答えは P.72 にあります。

👉 楽観主義は使いこなすもの

　無力感に陥らないことから発見された楽観主義は、悪い事態を乗り越えるために有効です。ただ、それだけではもったいないので、よいことが起きたときに前向きに取り入れ、それを拡大することも積極的に行うとよいでしょう。「③自分との関係」については、個人主義なのか全体主義なのかといった自分が支持する文化により、多少考え方が違うかもしれません。たとえばアメリカに比べて和を尊ぶ日本では、自分だけが優れていると考えるより、「皆さんのおかげです。私は多くの人に支えられている」と考えるほうが楽観的な発想に結びつくことでしょう。いずれにしろ「私」と関係することに意識がいくとよいようです。

　悲観主義か楽観主義かは自分で選択することが大切です。ときには悲観主義者になり、物事を慎重に判断する必要もあることでしょう。しかし逆境につまづいて閉じこもることなく、困難を挑戦ととらえたり、精神疾患経験にさえ意義を見出すようなリカバリー経験者には楽観主義が必要だと考えられます。

23 やる気をつくり出してみよう

自己効力感と楽観主義 ❹

> @recoverycaravan
> 自分の目標や理想像がわからなくても、なんとなく「もうできるようになったなぁ」と思うことを探してみよう。その先には、好きな自分がいるはずだ。

書き込んでみよう

➡ 第5章 リカバリーシート「私の目標と計画」(P.102)「私の魅力と可能性」(P.104)

◇ 最悪だったときにはできていなかったもので、今はできていると思えるものを探してみましょう。今が最悪だという人は「もっと最悪になっても、これだけはできていたいな」と思うことを当たり前と思うことでも探してみましょう。

◇ 生まれてから今日までの間で、「これはうまくいった」「うまくいかなかったけど、がんばってみた」ことを書いてみましょう。

keyword ★
- ☐ 目標
- ☐ 理想像
- ☐ もうできるようになったこと
- ☐ 好きな自分
- ☐ 思い出して味わう
- ☐ 希望を作る
- ☐ 自信
- ☐ 想像

読んだ日	
1回目	2回目
/	/

@recoverycaravan

「もうできるようになったこと」は時間とともに当たり前になっていくかもしれないが、それじゃあもったいない。何度も思い出して味わい、楽観して希望をつくったり、成功を自信という自己効力感に結びつけよう。

書き込んでみよう

➡ 第5章 リカバリーシート「私の目標と計画」(P.102)「私の魅力と可能性」(P.104)

◇ 自分が「もうできるようになったこと」について、考えてみましょう。できるようになったり、がんばれたのはなぜでしょうか？ 自分のなかのどんな長所、あるいはどんな幸運を使っていたのか書いてみましょう。

◇ それができるようになった、がんばれた、ということは、この先にどんな可能性があるでしょうか？ 勝手な想像でもかまいません。書いてみましょう。

第3章 よりよく生きるための心理学

24 美徳と性格の長所 ❶

長所を活かしてみよう

> @recoverycaravan
> 人は、自分の取り柄を活かしていると感じるとき、幸せや充実感を感じるものだ。自分が好きな自分 (長所) を活かしているときを大切にしよう。

　リカバリーには長所を活かす必要があります。これは、長所や強みを使って人との競争に勝つからではなく、長所という魅力と可能性を活かしているときに、人は充実感や高い満足度 (幸せ) を感じるからだと理解すべきでしょう。

　たとえば「人に親切でいたい」と考えている人は、自分が親切な行動を取り、それに気づき自覚することで、「あぁ、自分は親切な人なんだ」と感じていきます。こうして自分らしさと長所は強く結びついていき、このとき人は高い満足度を感じます。自分が大切にしている価値観が長所となり、実際にそれを活かした生活を送ることで「自分に向いた生活だな」「自分が活かせる生活だな」と感じることができ、生活の充実感へつながります。

☞ 自分の長所を客観的に眺めてみよう

　自分が望んだ自分らしさは、行動に移し、それを自分で観察することにより、手に入れることができるというわけです。行動の大切さがわかります。そしてそれが長所や強みと呼ぶに値するようになり、それを活かした生活が充実感を呼びます。自分のことを客観的に眺めることを「メタ認知の獲得」といいますが、これは症状や体調管理だけでなく、長所を伸ばして充実感を得るためにも必要です。

リカバリー日記　by 渥美正明

　「お疲れさま」「ご苦労さま」「期待しているよ」。一言でもこころのキャッチボールができれば、人間って信頼関係が築けるものです。たとえば、お礼状、年賀状などのハガキでもいいです。部屋でその文章を読んでいて、自然に心からうれしさで涙が出てくることもあるものです。がんばろうと思えて、期待に応えて前にでよう、成長しようと思うのです。ちょっとした真心です。

　「あなたの力を借りたい」という気持ちを表現することが大事です。身体で示すというのも大事です。言葉だけではなくて、体で表現すると誠意が伝わります。言葉だけでは動いてくれないこともあります。たとえば、チラシ配りだと、頭をきちんと下げたら相手の方はチラシを受け取ってくれることがあります。

keyword ★		読んだ日	
☐ 取り柄 ☐ 好きな自分 ☐ 魅力と可能性 ☐ 充実感	☐ 満足度 ☐ 他人と比較する ☐ 大切な価値観 ☐ 天職	1回目 /	2回目 /

> @recoverycaravan
> 充実感につながるような長所は、必ずしも他人と比較して秀でているような部分とは限らない。大切なのは、自分で感じている自分の素敵なところ、大切な価値観と重なっている自分だ。

　人にはいくつかの長所や強みがあるかもしれませんが、充実感につながる長所は自覚している長所です。いい換えれば、自分が望んだ自分らしさと重なっているような長所です。これは必ずしも「他人より秀でた部分」であるとは限りません。

　たとえば、ある人は、興味はあまりないが絵が上手であると同時に、ときどき手抜きをしてしまうけれど「コツコツ地道にやることが大切」だと考え、自分は努力家だと思っているとします。この人にとって、あまり興味のない絵に関する強みを活かした生活よりも、努力家という長所を活かした生活のほうが充実感をもたらすものとなるでしょう。

長所と天職

　人にとって、仕事との関わりは主に3種類に分けられます。生活費を稼ぐための「労働・任務」、自分の目的を達成するための経歴の一部である「キャリア」、そしてそれ自体が目的となり没頭する「天職」の3つです。

　天職はいうまでもなく、自分が天から授かったと感じられるような仕事です。これは自分らしさを活かし、それを活かしていると感じられる作業です。天職に取りかかっているときは没頭しやすく、これもフロー状態だといえます。

　たとえば、「研究熱心」という長所をもっている人の場合、研究者にならないと充実した生活が手に入れられないかというと、必ずしもそういうわけではありません。清掃の仕事をするとしたら、よりよい清掃ができるように、たとえばそこで使用する洗剤を研究することで職場の評価を得ることが可能です。このとき、この清掃の仕事を天職だと感じることができる可能性があるというわけです。

リカバリー日記　by 大平学

　日本には約700の職業があるらしい。僕がとりあえず到達して見つけたのが「(名刺)作家」「トンチスト」の類。

　「好きこそ〜」根性で突き進み、「違うじゃないか！」と苦言されてつらいこともあるけど、他の作業じゃここまで自由には活動しない。天職だと思っている。

25 長所を表す言葉 136

美徳と性格の長所 ❷

> @recoverycaravan
> 自分がやってきたこと、やっていることに、自分の長所が表れているものだ。べつに人より優れていることでなくていい。少しでもよりよく生活するために役立つものならば、それは長所と呼ぶに値する。

ここではさまざまな研究成果や文献を参考に、人の長所、強みに関する言葉を136個集めてみました。知らない言葉や気になる言葉があったら、国語辞典で調べたり、家族や友人に聞いてみましょう。似た言葉や別のいい方を探し出すと、長所の可能性は広がります。

No.	長所を表す言葉
1	向上心がある
2	好奇心や関心が強い
3	冒険好きである
4	学習意欲がある
5	チャレンジ精神がある
6	自己投資できる
7	偏見がない
8	改善・変革する意欲がある
9	問題を発見することが得意である
10	気づきが多い
11	判断力がある
12	批判的思考ができる
13	創造する力がある
14	新規に開発する力がある
15	発想する力がある
16	企画する力がある
17	独創性がある
18	創意・工夫できる
19	さまざまなものを工夫して使える
20	適応する力がある
21	直観的に理解する力がある
22	情報をうまく収集できる
23	状況をうまく把握できる
24	情報をうまく整理できる
25	知性がある
26	能率よく仕事ができる
27	準備や段取りがうまい
28	論理的に考えられる

No.	長所を表す言葉
29	先を見通す力がある
30	コミュニケーション能力がある
31	文章を書くことが得意である
32	人にうまく伝えられる
33	説得する力がある
34	うまく説明できる
35	交渉することが得意である
36	自分の意見を主張できる
37	自分を守る力がある
38	数字に強い
39	専門知識や技術力がある
40	経験豊富である
41	実力がある
42	特別な資格や能力がある
43	熟練した技術がある
44	他の人にはない才能がある
45	堂々としている
46	度胸がある
47	勇敢である
48	勇気がある
49	独立心が強い
50	物おじしない
51	忍耐力がある
52	ストレスに耐えられる
53	継続する力がある
54	持久力がある
55	克服する力がある
56	自分を鍛える力がある

```
keyword ★
☐ 言葉                    ☐ 調べる
☐ やってきたこと          ☐ 似た言葉
☐ 役立つ                  ☐ 別の言い方
☐ 人より優れていることでなくていい
```

読んだ日	
1回目	2回目
/	/

No.	長所を表す言葉
57	目標を達成する力がある
58	勤勉である
59	粘り強い
60	一度決めたらやり通す
61	我慢強い
62	清々しい
63	素直である
64	責任感がある
65	誠実である
66	純粋な気持ちをもっている
67	正直である
68	感受性が豊かだ
69	奉仕する気持ちがある
70	サービス精神がある
71	社会貢献できる
72	他人のために動ける
73	思いやりがある
74	親切である
75	親しみやすい
76	人の役に立つことが好きだ
77	他の人を支援できる
78	愛することを大切にしている
79	愛されるのがうまい
80	親密な関係が築ける
81	愛情がある
82	信頼されている
83	温かみがある
84	人脈をつくるのがうまい
85	協調性がある
86	規律を守る力がある
87	マナーをわきまえている
88	チームワークがうまい
89	忠誠心が強い
90	義理人情に厚い
91	協力的である
92	礼儀正しい
93	公正さを大切にしている
94	公平である
95	主体性がある
96	物事をうまく管理・調整できる

No.	長所を表す言葉
97	リーダーシップが取れる
98	気持ちのコントロールができる
99	ピンチに対処できる
100	自制心がある
101	健康管理がうまい
102	コスト意識がある
103	危険を回避できる
104	慎重である
105	注意深い
106	用心深い
107	倹約できる
108	謙虚である
109	芸術的センスがある
110	感謝の気持ちを絶やさない
111	プラス思考である
112	希望を絶やさない
113	楽観的である
114	幸せである
115	前向きである
116	立ち直りが早い
117	目的意識がはっきりしている
118	信念が強い
119	信仰心がある
120	寛容で広い心をもっている
121	融通がきく
122	気持ちがゆったりしている
123	ユーモアがある
124	陽気である
125	明るい
126	積極的である
127	熱意がある
128	情熱的である
129	意気込みがある
130	熱心である
131	一生懸命である
132	体力がある
133	健康的である
134	はつらつとしている
135	元気がある
136	力強い、パワフルである

➡ 巻末付録「136の長所カード」(P.109)

26 美徳と性格の長所 ❸

性格の強みは誰もがもっている

> @recoverycaravan
> 文化を超えて人が魅力を感じるような価値（美徳）がある。性格の強みを発揮することでそれは手に入る。自分の強みを知り、それを意識することで、美徳は手に入る。

　価値観は国や時代によって異なるものです。それでも文化や世代を超えて、人が魅力を感じるような価値観、人の生き方（これらは美徳といいます）は何だろうかと、200冊にも及ぶ哲学書、経典などの伝統から集めて、科学的に分析した価値観は6種類に分けられました。

　6つの美徳とは、
　① 知恵と知識
　② 勇気
　③ 人間性と愛情
　④ 正義
　⑤ 節度
　⑥ 精神性と超越性

です。そして、これらは性格の強みを発揮することで、得られるのです。

　性格の強みは、才能とは異なり、努力と決断、そして多少の時間があれば、それを意識して心がけることで手に入れられます。この強みを発揮しているとき、人は理屈抜きに魅力があふれ、周りにいる人が気分を損なうことはないでしょう。この強みは多少の程度の差こそあれ、どんな人にも存在します。自分で探して、意識してみましょう。

　ここで気づくのは、名声や競争力といった、一般的に私たちが求めようとするような強みがないということです。誰か個人や一部の人の価値ではなく、国や時代を超えた文献から抽出した魅力が美徳と強みというわけです。

リカバリー日記　by おした君

　今まで暗かった。少しずつ少しずつ明るくなってきた。僕の胸のなかに、明るい、温かいものが出てきた。

　6年かかった。ゴールまであと少し、どれくらいだろうか。あと1年みてみよう。来年はきっと、もう生きることが楽しくて楽しくてたまらなくなる。

keyword ★	
☐ 美徳	☐ 人間性と愛情
☐ 性格の強み	☐ 正義
☐ 知恵と知識	☐ 節度
☐ 勇気	☐ 精神性と超越性

読んだ日	
1回目	2回目
/	/

6つの美徳とストレングス

研究結果から指摘された、6つの美徳を生みだす性格の強みについて図にしました。

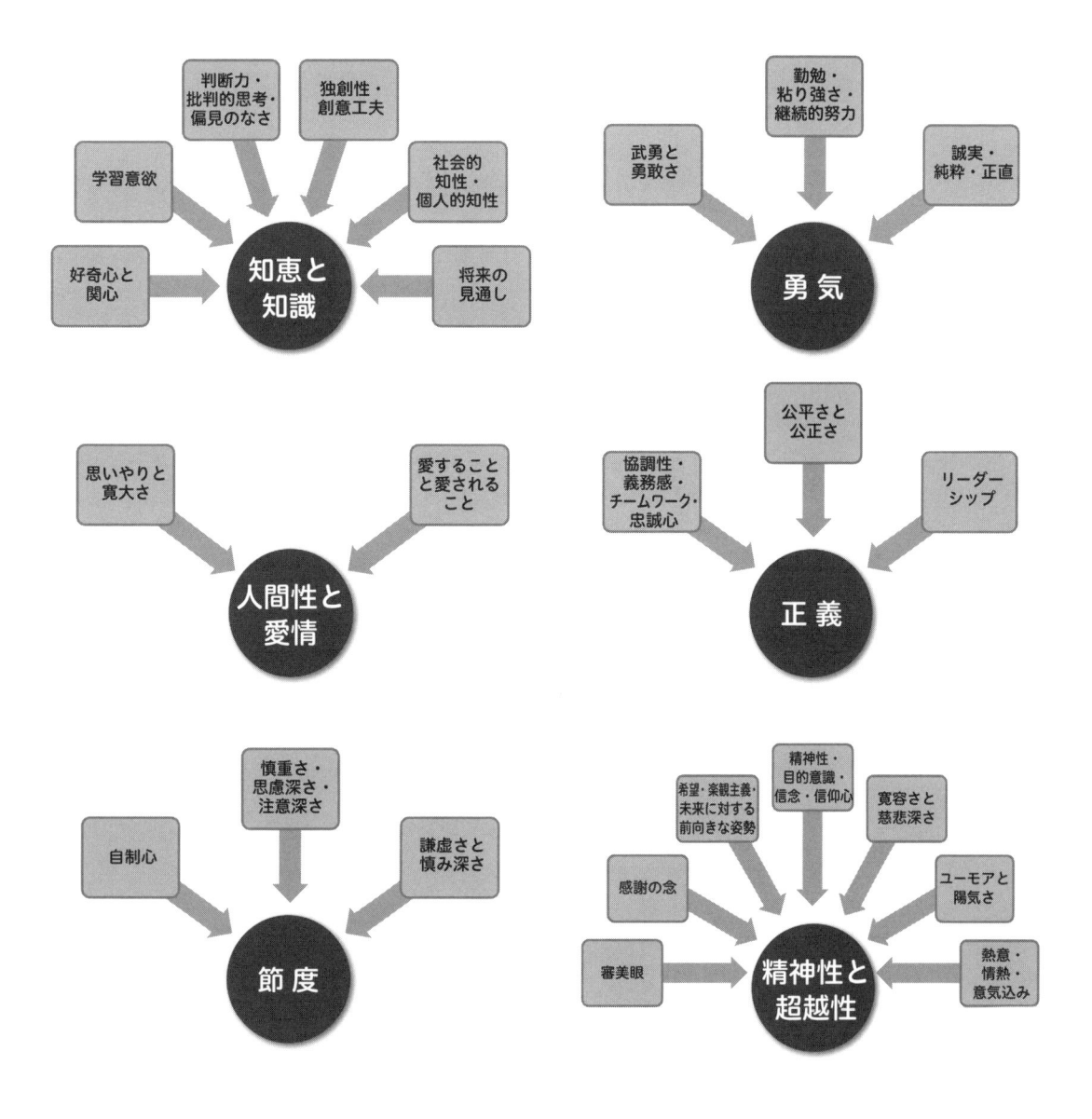

知恵と知識
- 学習意欲
- 判断力・批判的思考・偏見のなさ
- 独創性・創意工夫
- 社会的知性・個人的知性
- 好奇心と関心
- 将来の見通し

勇気
- 武勇と勇敢さ
- 勤勉・粘り強さ・継続的努力
- 誠実・純粋・正直

人間性と愛情
- 思いやりと寛大さ
- 愛することと愛されること

正義
- 協調性・義務感・チームワーク・忠誠心
- 公平さと公正さ
- リーダーシップ

節度
- 自制心
- 慎重さ・思慮深さ・注意深さ
- 謙虚さと慎み深さ

精神性と超越性
- 感謝の念
- 希望・楽観主義・未来に対する前向きな姿勢
- 精神性・目的意識・信念・信仰心
- 寛容さと慈悲深さ
- 審美眼
- ユーモアと陽気さ
- 熱意・情熱・意気込み

第3章 よりよく生きるための心理学

27 美徳と性格の長所❹ 短所は裏返せば長所になる

> @recoverycaravan
> 長所は、言葉の数だけ存在する。長所とはいえ、状況によっては何の価値も発揮できないことがあるし、見方を変えると短所にもなる。長所と短所は裏表の関係だ。

　これまで、長所や強みを具体的に表す言葉をいくつか紹介してきましたが、似た言葉でも言葉が違えば意味や広がりが異なります。長所は、言葉の数だけあるのですから、いろいろな言葉を知っておくと自分の可能性に気づきやすくなります。

　長所というと、人に説明できるような「強み」を思い浮かべますが、当たり前の日常生活を表す言葉のなかに、その可能性は眠っています。この本を読んでいるというだけで、「好奇心」「熱意」「向学心」などがあるわけです。人からいわれたから読んでいるという人でも、「素直な気持ち」「気づかってくれる人をひきつける力」などがないと読むことはないでしょう。

　さらに、強みというと、人より優れていて人を負かすような特徴と思いがちですが、強さだけでなく弱さにも人の魅力はあります。自分の弱さは、他人にとって魅力かもしれません。弱い、強いで考えるのはやめて、自分の魅力と可能性を大切にしていきましょう。

ストレングスは「強み」ではない?!

　リカバリー経験者のミドルヒールさん（ペンネーム）によれば、人生の醍醐味は「人の弱さを愛すること」とのこと。『ストレングスモデル―精神障害者のためのケースマネジメント』という本の序文には「弱い部分のなかに、ストレングスはあるのだ」とあり、ポジティブ心理学では自分の弱みを受止めることは前向きな強みだと理解します。これらは「強さがすべて」「弱いものは強いものに負けて当然」といった弱肉強食を支持するものでなく、強さという言葉だけでは拾いきれないもので、むしろ強さが強調される社会から排除されがちな人々がもっている魅力と可能性を指摘します。そこに価値を見出し、活きる場所がもつ力を借りることにより、魅力と可能性は、人を輝かせる強みに変わるのです。ストレングスは強みではなく、「魅力と可能性」というべきでしょう。

keyword ★		読んだ日	
☐ 言葉 ☐ 弱い部分 ☐ 裏表の関係 ☐ 自分の弱みを受け止める ☐ 弱さにも人の魅力がある ☐ 価値を見出す ☐ 人の弱さを愛する ☐ 強みに変わる		1回目	2回目

> @recoverycaravan
> 長所と短所は裏と表の関係だから、短所は裏返せば長所になる。弱い部分にこそ人の魅力はあるものだ。弱さを愛せたとき、それはもはや強みになっている。

書き込んでみよう

➡ 第5章 リカバリーシート「私の魅力と可能性」(P.104)

◇ 「25 長所を表す言葉 136」(P.56)、「26 性格の強みは誰もがもっている」(P.58)で出てきた言葉以外に、人の長所や強み、取り柄を表す言葉にはどんなものがあるでしょうか？ 3つ、探してみましょう（辞書を引いてみてもよいです）。

◇ 今まで出てきた長所や強みを3つ選び、短所にいい換えてみましょう。

◇ 気づいたり、感じたことをメモしてみましょう。友だちと話し合ってみるのもよいでしょう。

第3章 よりよく生きるための心理学

28 自分のなかにある魅力を見つけよう

美徳と性格の長所 ❺

> @recoverycaravan
> 思い返せば、自分の魅力が活きていたと思える瞬間が多かれ少なかれあるはずだ。これをさらに増やす作戦を立てて、実行してみよう。

書き込んでみよう

➡ 第5章 リカバリーシート「私の目標と計画」(P.102)「私の魅力と可能性」(P.104)

◇ 今までの生活を振り返って、自分のやり方、生きる知恵のなかから、「136の長所」(P.56) と重なるものを3つ探してみましょう。

①

②

③

◇ それを証明するエピソードをメモしてみましょう。

①

②

③

memo ★	読んだ日	
	1回目	2回目
	/	/

> @recoverycaravan
> 長所とか短所とかいわずに、自分が生きてきたやり方のなかにある魅力を見出してみよう。その魅力を知っていることが、さらなる可能性を生んでいく。

書き込んでみよう

➡ 第5章 リカバリーシート「私の目標と計画」(P.102)「私の魅力と可能性」(P.104)

◇「もうできるようになったこと」を支えた自分の特徴を書いてみましょう。途中で投げ出さずに、ここまで生きることを支えてきた自分を表す言葉ならなんでもいいです。

◇ 家族や友だちなどに「私のいいところは？」と聞いてみましょう。

◇ 自分のいいところは、これからどんな場面で使えそうですか？ 具体的に思い浮かべてみましょう。

第3章 よりよく生きるための心理学

29 困難があるから成長する

PTG

> @recoverycaravan
> 困難を経ることで、思いやり・人のすばらしさ・自分の強さを知ることがある。人生や命のありがたさに感謝するようになる、新たな道が開けるなどの変化を感じる人も多い。

　生きていると身の危険やいろいろなできごとに出合うものです。楽しいこと、素敵なこともありますが、困難やストレス、過酷な環境や事件もあるでしょう。今までは困難やストレスのマイナスの側面ばかりが研究されてきました。しかし、それらもまた人生の1ページであり、避けたくても避けられないものです。最近は、心の傷が残るような経験の後に成長が起こるといった困難のプラスの側面も注目されています。危機的な状況、挑戦を必要とする環境をもがき闘った結果として経験されるポジティブな心理学的変化があるのです。これを外傷後成長といい、「PTG（Posttraumatic Growth）」と呼びます。

PTG 獲得のプロセス

　もがき闘っているときは苦しいかもしれません。助けを求めざるを得ない経験は、弱さを認めるという強さの獲得といえます。これは自分自身をよく知るということであり、実はポジティブな変化です。自分は被害者だという意識が変化し、何とか生き延びたんだと考えられるようになる人もいます。これまで自分が頼りにしていた世界観ではどうすることもできない状況に遭遇するなかで、当たり前だと考えていた「生きていること」「命」の意義やありがたさに気づくことも多いのです。

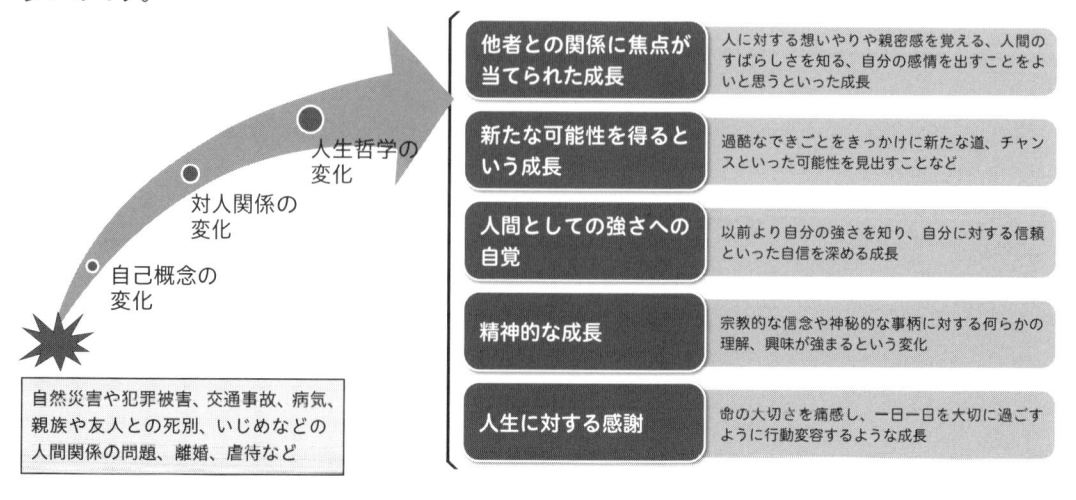

自己概念の変化 → 対人関係の変化 → 人生哲学の変化

自然災害や犯罪被害、交通事故、病気、親族や友人との死別、いじめなどの人間関係の問題、離婚、虐待など

他者との関係に焦点が当てられた成長	人に対する想いやりや親密感を覚える、人間のすばらしさを知る、自分の感情を出すことをよいと思うといった成長
新たな可能性を得るという成長	過酷なできごとをきっかけに新たな道、チャンスといった可能性を見出すことなど
人間としての強さへの自覚	以前より自分の強さを知り、自分に対する信頼といった自信を深める成長
精神的な成長	宗教的な信念や神秘的な事柄に対する何らかの理解、興味が強まるという変化
人生に対する感謝	命の大切さを痛感し、一日一日を大切に過ごすように行動変容するような成長

keyword ★	
☐ プラスの側面	☐ 新たな可能性
☐ PTG（外傷後成長）	☐ 強さへの自覚
☐ 弱さを認めるという強さ	☐ 精神的な成長
☐ 他者との関係	☐ 人生に対する感謝

PTG（外傷後成長）を測るためのものさしを紹介します。

日本語版外傷後成長尺度（Japanese version of Posttraumatic Growth Inventory; PTGI-J）

教示：以下のそれぞれについて、「あなたが体験した危機（出来事の名称等）」の結果、あなたの生き方に、これらの変化がどの程度生じたか、最もあてはまるところに、一つ、○を付けてください。

1. 人生において、何が重要かについての優先順位を変えた。
2. 自分の命の大切さを痛感した。
3. 新たな関心事を持つようになった。
4. 自らを信頼する気持ちが強まった。
5. 精神性（魂）や、神秘的な事柄についての理解が深まった。
6. トラブルの際、人を頼りに出来ることが、よりはっきりと分かった。
7. 自分の人生に、新たな道筋を築いた。
8. 他の人達との間で、より親密感を強く持つようになった。
9. 自分の感情を、表に出しても良いと思えるようになってきた。
10. 困難に対して自分が対処していけることが、よりはっきりと感じられるようになった。
11. 自分の人生で、より良い事ができるようになった。
12. 物事の結末を、よりうまく受け入れられるようになった。
13. 一日一日を、より大切にできるようになった。
14. その体験なしではありえなかったような、新たなチャンスが生まれている。
15. 他者に対して、より思いやりの心が強くなった。
16. 人との関係に、さらなる努力をするようになった。
17. 変化することが必要な事柄を、自ら変えていこうと試みる可能性が、より高くなった。
18. 宗教的信念が、より強くなった。
19. 思っていた以上に、自分は強い人間であるということを発見した。
20. 人間が、いかにすばらしいものであるかについて、多くを学んだ。
21. 他人を必要とすることを、より受け入れるようになった。

PTGI の各因子と項目
・第Ⅰ因子＝他者との関係（No.6、8、9、15、16、20、21）
・第Ⅱ因子＝新たな可能性（No.3、7、11、14、17）
・第Ⅲ因子＝人間としての強さ（No.4、10、12、19）
・第Ⅳ因子＝精神的（スピリチュアルな）変容（No.5、18）
・第Ⅴ因子＝人生に対する感謝（No.1、2、13）
PTGI-J の各因子と項目
・第Ⅰ因子＝他者との関係（No.6、8、9、15、16、21）
・第Ⅱ因子＝新たな可能性（No.3、7、14、17）
・第Ⅲ因子＝人間としての強さ（No.4、10、12、19）
・第Ⅳ因子＝精神的（スピリチュアルな）変容および人生に対する感謝（No.2、13、5、18）

0（まったく経験しなかった）から5（かなり強く経験した）の6段階で評定を求める。

宅 香菜子「外傷後成長に関する研究―ストレス体験をきっかけとした青年の変容」風間書房、2010年より引用

30 困難から学べること

ベネフィットファインディング ❶

> @recoverycaravan
> なかなか治らない病気を経験した人が、その経験によって「得たもの」「前向きな変化」があったと感じることを、ベネフィットファインディングという。

　慢性疾患などを経験した人が、その経験によって、前向きな変化や得たものがあったと感じることを「ベネフィットファインディング（Benefit Finding：利益の発見）」と呼びます。精神疾患もまた治るのに時間を要する慢性疾患のひとつだといわれています。疾患がもたらす不利益、デメリット、リスクについてばかり研究・指摘されることが多かったのですが、苦痛や困難への対処、適応への努力、さらにそれを通した成長の過程やポジティブな変化に注目が集まっています。

　逆境、つまり自分にとって不都合で思うようにならない状況に馴染み適応していく過程で、「得たもの」があると気づくことが重要な役割を果たします。疾患経験から得られるものがあるという現象を理解し、知っていることが、逆境のさなかでの成長に気づくきっかけになります。

☞ ベネフィットファインディングの研究から

　研究から、ベネフィットファインディングがある人は、抑うつや不安のレベルが低いこと、楽観性（P.49）、自己効力感（P.46）、自尊心（自分を価値ある存在と思える感情）、ウェルビーイング（自分の人生に対する満足度や肯定的な感覚）が高い傾向があることがわかっています。

リカバリー日記　by 大平学

　私の精神的困難について今、考えてみます。すると暗い苦労があったことで、明るい未来が見えてきたことに気づきます。
　高校までいじめられていて、誰にも相談できずに一人で悩んで辛かったこと。点数という一つの視点だけでしか人間観察されなかったときの無力なふがいなさ。
　作家という先行きが不透明な方法で、不安定な社会に参加し始めました。父が僕へのクリスマスプレゼントに選んだのは、作家になるための本。これってもしかして職業は作家でよいのではと認識した瞬間でした。陰ながら応援してくれる父を知りました。
　「他人でなく自分」を見つめ、客観視している自分が存在します。支援者や当事者に悩みを打ち明け、助けられました。いじめられた経験が仕事に結びつく素材になったとき、無駄な経験ではないと気づいたのです。さまざまな人間がいるなかで、自分が生きるためのヒントを探し出してきた経験が困難を克服し、今があるのだと感じています。

keyword ★		読んだ日	
□ 得たもの、前向きな変化　□ 人間関係		1回目	2回目
□ ベネフィットファインディング　□ 内面の成長		/	/
□ 慢性疾患　□ 新たな役割			
□ 適応　□ 首尾一貫感覚			

> @recoverycaravan
> 精神の病気になることで、人間関係が深まったり、内面的に成長する人がいる。健康管理がうまくなり、精神の障害をより理解することもある。病気により、自分の新たな役割を見出す人も少なくない。

　精神疾患がある人たちに「精神の病気になったことで、いろいろなご苦労もあったと思います。でもそのために、何かを得たり、学んだりする人もおいでになります。精神の病気を経験されてからこれまでに、あなたが得たものや学んだと思えるようなことがありましたら、ぜひ教えてください。」と質問した研究がありました。その結果、次のような6種類のベネフィットファインディングがあることがわかりました。
　① 人間関係の深まり・人間関係での気づきに関する内容
　② 内面の成長・人生の価値観の変化に関する内容
　③ 健康関連の行動変容・自己管理に関する内容
　④ 精神の障害に関する関心や理解の深まりに関する内容
　⑤ 社会のなかでの新たな役割を見出すことに関する内容
　⑥ 宗教を信じることに関する内容
　精神疾患という経験から得たものがあると感じていることと、リカバリーを点数化したものは関係していることが研究で明らかになっています。

首尾一貫感覚（SOC）

　70年初頭イスラエルで、若いころのトラウマ的経験（ユダヤ人虐殺）の調査を行ったところ、強制収容所を経験しているにも関わらず、心身ともに健康である人がいることがわかりました。ストレス源から危険を守り、それを成長の糧にして豊かな人生へと誘う能力を「SOC（Sense of Coherence）」と呼びます。
　SOCは、自分の生活している世界は辻褄が合っていて矛盾がない、理解ができる、腑に落ちる、という感覚のことで、「首尾一貫感覚」と訳されます。①把握可能感（何が起きているのか理解できる）　②処理可能感（何とかやっていける）　③有意味感（できごとに意味を感じる）の3つからなります。
　自分の置かれている状況が理解でき、予測もできる。そして、何とかなるだろうと感じられる。日々の営みにやりがいや意義、充実感を得ていると、世の中が統合的に知覚され、自分の人生は一本の筋が通っていると感じ、困難や苦難にあってもしなやかに対処できるようになります。

31 困難から学んだことを探してみよう①

ベネフィットファインディング❷

> @recoverycaravan
> 精神の病気になることで「前向きな変化や成長があったな」と感じている人は、リカバリーも進んでいることが統計的にわかっている。

中村孝さんの体験記

　私が精神の病気になって得たものは、「(精神疾患の人に対して)偏見をもたなくなった」ということです。自分が健常者の頃は、精神病の人は頭がヘンで、バカで、どうしようもない人間だと思っていました。しかし、いざ自分が病気になると、「決してそんなことはないんだ」ということに気づかされました。働くこともできますし、バカでもありません。もちろん、充実した人生を送ることもできます。

　デイケアや作業所に行くと、自分と同じ病気の仲間がたくさんいます。そんな仲間と話し合いながら一緒に過ごしたり、作業所の仕事をすることによって、いろいろなことを学びました。そうして、自分は以前よりも幅のある人間になったように感じます。つまり、心が広くなり、ゆとりもできたということですね。そういう意味では、私は病気になってよかったと思っています。

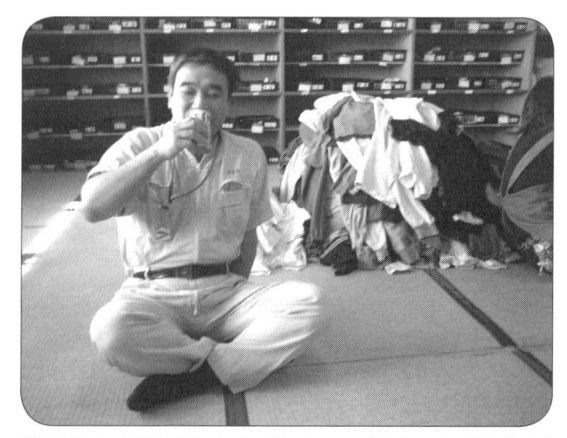

働くことで充実しています。ライフワークとしてサバイバー活動を続けていきます

keyword ★		読んだ日	
☐ 偏見　　　　　☐ 作業		1回目	2回目
☐ 気づく　　　　☐ 回復		/	/
☐ 働く　　　　　☐ 学び			
☐ 同じ病気の仲間　☐ 幅のある人間			

> **@recoverycaravan**
> 自分が大切にしている価値観や教訓を思い出してみると、そのうちのいくつかは、つらかった経験があったからこそ得られたものだったりするかもしれない。

書き込んでみよう

➡ 第5章 リカバリーシート「私の魅力と可能性」(P.104)

◇ 中村孝さんの体験記のなかから前向きな変化を探してみよう。

① 人間関係の深まりや気づき

② 内面の成長や人生の価値観の変化

③ 健康関連の行動の変化・自己管理のコツ

④ 精神の障害への理解・関心

⑤ 社会のなかでの新たな役割の発見

⑥ 宗教や信じること、精神的なこと

◇ 自分にも似た経験はありましたか？

第3章　よりよく生きるための心理学　69

32 ベネフィットファインディング❸

困難から学んだことを探してみよう②

> @recoverycaravan
> 精神の病気になった経験から何かを学び成長するためには、「そういうことがあり得る」ということを知っていることが役立つ。具体的な何かがなくても、「そういう成長もある」ことだけは知っておこう。

岡本さやかさんの体験記

　私は、周りの人に何か悩んでいると気づかれても、誰にも悩みを相談することなく1人で抱え込んでいました。自分が病気になって初めて「人の心はこんなに簡単に壊れてしまうものなんだ」と気づき、そこから心を変え、あらゆるサポート機関を利用して周囲の人に相談するようになりました。

　そうすることで、たくさんのサポーターと出会い、そのおかげで大きな安心を得ることができました。だんだんとサポーターの使い方もうまくなり、その人の得意分野によってこの話しはこの人に相談する、あの話しはあの人に相談するといったように、窓口を分けて相談できるようになりました。

　支援してくれた職員さんへの憧れの気持ちから、婦人保護に興味をもち始めました。また、実際に病気になってみないとわからない悩みや経験をしたのだから「私にしかできない支援というものが必ずあるのではないか」と思い、将来の夢として精神保健福祉士になることを決めました。その目標もまた、病気になって得られたものだと思います。

　今の私があるのは、たくさんのサポーターや、人生のキーパーソンとなる人たちのおかげだと思います。サポーターと私の夢は、私にとって宝であり財産です。病気になって失ったものも少しはありましたが、それ以上に得たものは多いことに気づかされます。

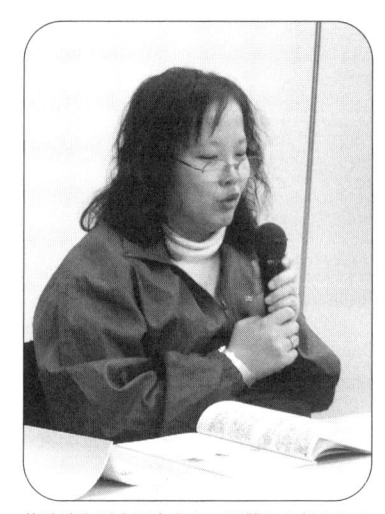

体験談を話す岡本さん。困難から得られるものは必ずあります

keyword ★		読んだ日	
☐ 気づき　　　☐ 安心を得る		1回目	2回目
☐ 心を変える　☐ 憧れの気持ち		/	/
☐ 機関を利用　☐ 私にしかできない			
☐ 出会う　　　☐ 夢			

> **@recoverycaravan**
> 精神の病気になることで得たものを探すとき、いちいちつらい経験を思い出す必要はない。学んだこと、成長したこと、気づいたこと、知ったことにだけに焦点を当ててみよう。

書き込んでみよう

▶ 第5章 リカバリーシート「私の魅力と可能性」（P.104）

◇ 岡本さやかさんの体験記のなかから前向きな変化を探してみよう。

① 人間関係の深まりや気づき

② 内面の成長や人生の価値観の変化

③ 健康関連の行動の変化・自己管理のコツ

④ 精神の障害への理解・関心

⑤ 社会のなかでの新たな役割の発見

⑥ 宗教や信じること、精神的なこと

◇ 自分にも似た経験はありましたか？

第3章　よりよく生きるための心理学

COLUMN 4

日本文化に合ったリカバリー

　リカバリーは欧米で発展した概念なので、その内容は日本の文化とは異なり、やや個人主義的な価値観を反映している面があります。ですので、私たちは、日本文化にマッチしたリカバリーを探し、語っていきたいと考えています。

　リカバリーやエンパワメントでは、自らが人生の道を切り開いていくことが強調され、集団的な和を尊ぶ日本文化との間に違和感を覚える人がいるかもしれません。欧米文化で育まれたリカバリーは、個人主義の影響を受けて成立したようです。

　人類の長い歴史のなかで、より主流だったのは集団主義だと考えられています。狩猟採取社会、農耕文化、そして信仰が社会を治める文化では、いずれも集団の和が生存率を高め、一体感が重要視されてきました。これに対し17〜18世紀の啓蒙運動は、理性の力を信奉する社会を生み出しました。王や聖職者でなく、自分自身で正しいものを見つけるべきであり、その能力があるとされるようになります。

　個人主義の度合を点数化したものによると、アメリカ人の平均は91点なのに対し、日本人は46点でした（ちなみに、オーストラリア90点、イギリス89点、インド48点）。個人主義は「他人に左右されず、自分自身の人生を歩むべきだ」という考えに賛成する傾向があるのに対し、集団主義は「集団の和を保つことが大切だ」「子どもには義務を果たすことを教えるべきだ」という考えに賛成する傾向があります。個人の幸せや満足度は、その人が置かれた文化のなかで評価されるもので、集団主義と個人主義のどちらが優れているかを問うべきではありません。私たち日本人は、自分が属する集団との関係を通して、自分らしさを理解します。自分を優先させることより、集団のメンバーとの関係性を重視し、集団全体の目標が満たされたとき、個人は幸せになれると感じる傾向があるともいえます。

　欧米由来のリカバリーは個人主義の傾向が強いものですが、日本ではそれとは異なる充実感を語るリカバリー経験者が求められます。私たちの社会や文化により適したリカバリーを大切にしたいものです。

P.51の答え（回答例）
① これからずっと入賞するだろう。そして絵を描くこと以外でもうまくいくだろう。これは自分の才能が成した偉業だ。
② だめだったのは今回の試験だけで、他はきっとうまくいく。試験問題の山がハズレただけだ。
③ 不況は一時的なもの、すぐによくなる。就職以外ではうまくいくだろう。倒産したのは、経営者の判断や景気のせいだ（応用編：働いていたらできなかった勉強をするチャンスだ。これを機により自分に適した仕事を探そう）。
　上記の回答例以外にも、前向きな考え方をいろいろ探してみましょう。よいことがあればそこにある自分の魅力と可能性を、悪いことが起きたらそこにある意義とチャンスを見つける才能は、あなた自身を助けることになるでしょう。

第4章
自分を活かすための社会学

人は、人と関わって生きていて、その影響を思っている以上に受けているものです。この章では、期待と役割の関係、合理的配慮、ピアサポートなど、人と人との関係や社会がもたらすものについて学びます。社会の一員であるとはどういうことかを知る手がかりになるでしょう。

33 社会構成主義

現実は言葉でつくられる

> @recoverycaravan
> 現実が先にあって私たちがそのなかで生きているわけじゃなく、むしろその逆だ。どんな物や状況にも、初めから名前があったわけでない。名前がついたとき、それが現実になっていく。

〈当たり前のこと〉の話しです。

◆ 虹の絵を描くときいくつの色を使いますか？ 7色ですよね。しかし、文化によって6色だったり、3色だったりするそうです。日本では7色だということになっているから7色に見えます。同じ虹を見たとしても、日本人とそれ以外の国の人とでは違って見えるというわけです。

◆ 弥生時代は、江戸時代より後にできたことを知っていますか？ 弥生時代は縄文時代の後に続く太古の時期ですが、文京区弥生町で土器が発見されてから「弥生時代」という名前がつけられ、この時代が生まれました。弥生時代は「弥生時代」からあったわけでなく、明治時代になってからできたのです。

◆ 人は赤ちゃんとして生まれ子どもを経て大人になるものですが、中世ヨーロッパには赤ちゃんや子どもはおらず、すべて大人だったそうです。死亡率が高かったこともあり、5歳くらいまでは人として扱われず、7歳くらいになると「小さな大人」として扱われ、仕事をしたりお酒を飲んでおり、子どもは存在しなかったというわけです。

◆ 同じ本を読んだ複数の人が読書感想文を書いたら同じものができあがるでしょうか？ 実際には、本の内容は読む人や読んだ状況により異なります。本の内容は、著者と読者の協働作業によりつくられるものです。読者の主観が本の内容を決めるというわけです。

　私たちが当たり前、いい換えれば揺るぎない真実だと思っていることの根拠を疑ってみると、意外にも根拠はあやふやなものです。客観的な事実とか現実や社会現象といわれているものは、実は主観的な感情や感覚、認知、意味づけによりつくり上げられたものであることに気づきます。真理とか普遍的なものといえども、人々の認識や活動により、社会的（文化・歴史的）に構築されてきたものなのです。この考え方を「構築主義」あるいは「社会構成主義」と呼びます。

keyword ★		読んだ日	
☐ 現実 ☐ 当たり前のこと ☐ 客観的な事実 ☐ 主観的な意味づけ	☐ 構築主義 ☐ 社会構成主義 ☐ 語る ☐ 主観的経験	1回目 /	2回目 /

> @recoverycaravan
> 自分にとっての希望の兆し、役割、責任といった小さなリカバリーをどんどん語ろう。独りよがりだと感じなくてよい。語ることで、それが現実となる。リカバリーは、一人ひとりの語りによって現実となってきたのだ。

　このテキストのテーマであるリカバリーは、社会構成主義の視点のもと発展したといえます。大胆にいえば、主観が変われば、現実（客観）が変わるというわけです。

　リカバリーしようと意気込まなくてよいのです。自分の周りに起きているのに普段は気づかないようなリカバリーの小さな破片を集めて、それを感じることが大切です。リカバリーしているからリカバリーを語るのでなく、自分に起きていくリカバリーのプロセスを語るから、リカバリーの道が開けていくものです。主観的な感覚と意味づけでかまいません。その蓄積こそが、リカバリーという現実になっていくのです。

　主観的なものというと、あいまいで独りよがりで信ずるに値しないものと扱われがちですが、現実を構成しているのは主観です。たとえ科学的に立証されて扱われるものであっても、それは統計的な「解釈」が加わって成立しています。この解釈には、社会的な世情、歴史的背景や力関係が反映されているのです。

　患者、疾患当事者の主観的経験や語りは、価値のあるものです。客観的事実に照らすまでもなく、積極的にリカバリーを語り描くことで、リカバリーは主観から現実へと転換していきます。あなたが語るリカバリーは、万人に共通するものとは限りませんが、少なくともあなたのリカバリーとしては真実そのものなのです。

　このテキストで取り上げるエンパワメント、リカバリー、解決志向アプローチやストレングスモデル、障害者権利条約などは社会構成主義の視点によるものです。一人ひとりの主観的経験とその語りに、可能性が秘められています。

34 期待されるからがんばれる

期待と役割の社会学 ❶

> @recoverycaravan
> 妹ができると、ちゃんとお兄ちゃんになるものだ。人は「役割を果たす人」になってから役割をもつというよりも、役割をもつことにより「役割を果たせる人」になっていく。

　エレベーターのなかで話すときに、思わず声が小さくなります。たとえば、幼稚園でのボランティア活動で子どもたちと遊んでいるときに「ねぇ、せんせい！」と言われたら先生気分になり、身が引き締まります。

　普段、私たちはいろいろな役割をもっています。家では息子、お兄ちゃん。ボランティアで行っている施設の高齢者にしてみれば支援者。サークルのなかではムードメーカー。コンビニでは買い物客。電車のなかでは乗客。病院では患者。そして役割ごとに期待されていることは異なります。元気がいいことが期待されている役割もありますし、おとなしく黙っていることが求められる役割もあります。そのときの役割に応じて、ふるまうべき行動が変化します。エレベーターのなかで小声になるように、そのような期待を無意識のうちに感じ、私たちは行動しています（役割取得）。逆に、他者（相手）にも期待していることになります。

👉 精神科病院の患者という役割

　役割と期待の社会学を展開したゴフマンは、「なんと、精神病院には、奇怪な症状をわざと演じて、新米の見習い看護婦が患者の正常な行動だけを見てがっかりしないように気を使う患者がいる」と記しています。

リカバリー日記　by mikikowakaba

　福祉雇用で知的障害の施設で働き始め、利用者さんから「またお話しようね〜」と言われるようになりました。自分に、話し相手という役割ができたことに喜びを感じています。

　働き始めてから私のリカバリーは、ずんっ！と前へ進んだように思います。あと残り2ヶ月の契約と、更新できたとしたらその後の半年で、どういう展開が待っているのか自分でも楽しみです。

keyword ★
- ☐ 役割
- ☐ 期待
- ☐ 行動
- ☐ 役割取得
- ☐ スティグマ
- ☐ 自分が好んだアイデンティティ
- ☐ レッテル
- ☐ ラベリング理論

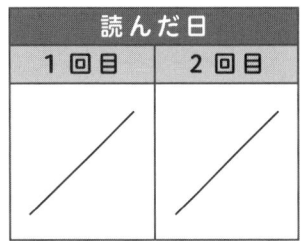

読んだ日
1回目	2回目
/	/

> @recoverycaravan
> 自分が望んだ「私らしさ」と大きく異なる役割を期待されているとき、これをスティグマという。苦しみが伴うだけでなく、レッテルを貼られることで私らしさが失われていく。だから偏見はなくさないといけない。

　社会経験を通して役割にふさわしい期待を学んでいきますが、この期待は「○○らしさ」ともいえます。妹ができて兄という役割を担うと、「お兄ちゃんらしく」ふるまうようになります。同じように「不良」というレッテルを貼られると、人は「不良らしく」行動すべきとはたらく力を感じます。「スティグマ」とは烙印という意味で、自分が好んだアイデンティティ（自分らしさ）とは異なる社会的役割やそこから生じる苦しみのことです。

　誤解に基づいた「精神障害者はやる気がない」というレッテルは、本当に精神障害者と呼ばれる人たちを無気力にする力をもちかねません。

ラベリング理論

　スティグマという言葉は大衆化し、今では「偏見」という意味で使われています。また、レッテル貼り（ラベリング）によって犯罪者などの逸脱者がつくられる可能性を説いた理論を「ラベリング理論」といいます。

　精神障害者が講演を行っていた際に、途中で話しが脱線してしまったことに対して、「ちゃんと話せないようでは精神障害者のスティグマはなくならない」という感想を述べた人がいました。しかし、健常者でも話しが脱線することは見受けられます。この感想そのものに、「精神障害者は話しが脱線する」という思い込み（スティグマ）を付与する作用のあるラベリング効果を観察できます。

リカバリー日記　by 中村孝

　私は統合失調症当事者で、3回入退院を繰り返しました。退院してから私は「精神障害者なのだからもう一生働けない。貯金がなくなったら生活保護を受けよう」と思っていました。それからしばらくして大田区のTさんに出会いました。Tさんも精神障害者なのですが、正社員で旋盤工として立派に働いているのです。正直いって私はとてもびっくりしました。「精神障害者でも働くことはできるのだ」「充実した生活を送ることはできるのだ」と思いました。Tさんの目はとても生き生きとしていたのです。だから私もTさんのように一生懸命働こうと思いました。Tさんとの出会いは私の人生を大きく変えました。今の私があるのはTさんのおかげです。Tさんにはとても感謝しています。

35 自分で選んだ役割を演じよう

期待と役割の社会学 ❷

> @recoverycaravan
> 役割は人から期待される前に選ぶこともできる。先回りして自分で選んだ役割を演じることもできる。自分が望んだ「私らしさ」にふさわしい役割を演じれば、本当にそうなれる。

　他人からの期待に一方的に応えるだけでなく、あえて期待と異なる行動をとって、他人から別の期待を得ることもできます（役割形成）。医師の前で病人という役割からくる期待に応えず、リカバリーを歩み出し、そのことを見せることで、医師からリカバリーの道をもっと歩むように期待される関係に変化するかもしれません。役割からくる期待は受け身の部分もありますが、主導権は自分にあります。役割は選ぶことができます。

　こういうと「本当の私と、役割を演じている私とがいる」と思うかもしれません。芝居やロールプレイ（模擬体験）を経験したことがある人は、役割に没頭することで本当にその気になって、態度まで変わってきてしまう感覚をもったことがありませんか？　公正な性格のもち主がスポーツの審判になるというより、審判になることで公正な性格が強くなるものです。働き者という役割を選び、その期待に応じて勤勉に働く人は、働き者を演じているというより、まさに働き者そのものであるといえます。

リカバリー日記　by ラピスムーブ

　精神障害者の業界では「がんばる」という言葉を嫌いがちである。そのことをかなり不快に感じている。僕の人生を僕自身はがんばってきた人生だったと誇りに思っている。

　僕は精神障害者の集まりのなかで、活き活きとしている統合失調症患者に出会った。その姿は僕にとって希望の光であり、よい薬と信じて、希望の光を見つめ続け、つらいことにも耐えがんばってきた。その努力や忍耐は一言では表せない僕の人生の糧となっている。

　今は希望の光を見つめる精神障害者が少ないかも知れない。しかし僕には、希望の光を見つめている精神障害者の姿が目に浮かんでいる。目指すものが見えているのだから、自分も希望の光になるようがんばっていきます。

keyword ★		読んだ日	
□ 役割形成 □ 役割は選ぶことができる □ 本当の私 □ 役割を演じる	□ ロールプレイ □ 患者らしくふるまう □ 予言の自己成就 □ フィードバック	1回目	2回目

> @recoverycaravan
> 人はそれぞれが個性と可能性をもっていて、役割と居場所が自信を与え、大きな力を発揮できるようになっていく。この役割が与える力を使って、可能性を発揮していこう。

　家で一日中、「病人・患者」あるいは「精神障害者」として役割をもって過ごしているとき、知らず知らずのうちにそれにふさわしい期待を担っています。その期待に応えようと無意識に「私らしさ」がつくられているかもしれません。

　「患者」以外の役割、たとえば「○○に挑戦する人」「ボランティアさん」「働く人」という役割を担うことで、患者らしくふるまうという目に見えない期待から解放されます。そして新しく得た役割にふさわしい期待を演じていくときに、自分が好きな役割を担っている「私」に出会えることになるでしょう。

予言の自己成就

　とある銀行の話しですが、「あの銀行は倒産しそうだ」というデマが広まったことで、慌てた顧客が預金をいっせいに引き出したせいで本当に倒産してしまったということがありました。このように、予言を当てるために自ら予言どおりに行動してしまう現象を、「予言の自己成就」と呼びます。

　人は、自己イメージを認識して、それに基づいて行動します。そしてその行動の結果を認識することでさらに自己イメージはつくられ、それに基づいて行動します。この循環のことを「フィードバック」といいます。

リカバリー日記
by 当事者スタッフのタマゴ

　病気がひどかった時期。僕を支えてくれたのは家族と親友でした。医師と専門職は僕の邪魔をしてきました。僕は、支援するなかで、せめて当事者の邪魔だけはしないと肝に命じています。しかし、支援者になって気づいたこともあります。当事者のことを真剣に考えている支援者が多いということに。

　目標や希望をもつことがリカバリーへの第一歩です。僕の目標は当事者スタッフになること。苦しいけどなんとか耐えているのは目標があるからです。目標があるから今の働き方は必要な経験だと思えます。目標をもったら、どんなに無意味だと思えることにも意味があると思えてきます。その意味が自分を支えてくれると思っています。

第4章　自分を活かすための社会学　79

36 合理的配慮とアドボケイト❶

自分に必要な配慮を探そう

> @recoverycaravan
> 政府や会社など周りの人々が、一人ひとりの症状や障害の状況に応じて行える調整や工夫を、合理的配慮という。これがあって初めて、自分ではどうしようもないことで不利になることがなくなる。

　障害のある人が、他の人と同じように働くためには、何が必要でしょうか？　車椅子に乗っている人のためには、通路の段差をなくす必要があるかもしれません。視覚障害がある人のためには、案内や資料を点字にするべきかもしれません。聴覚障害がある人のためには、手話で通訳できる人を置く必要があるかもしれませんし、知的障害のある人のためには、仕事の手順をわかりやすく説明する必要があるかもしれません。障害がある人といっても、人それぞれです。

　このように、障害があることで社会活動に参加できないことがないように、一人ひとりの状況に応じた必要性に合わせて、本人の努力ではなく会社など周りの人々が行える調整や工夫を合理的配慮といいます。個人的なわがままではなく、自分の努力や気持ちだけでは対処しようがない、障害というやむを得ない理由に基づいて必要性が認められるから「合理的」な配慮といいます。この配慮があることで、障害による不利な立場がなくなり、公平さが確保できるのです。

障害者権利条約

　合理的配慮は、2007年、日本政府も署名し批准の必要性が迫っている「障害者権利条約」で示された考え方です。この条約は、働くことや社会参加ができないという社会のしくみそのものをつくりかえることを求めた条約です。今（まで）の社会の在り方は次のようだと考えられます。

　「最初から社会のつくり方そのものが、障害者には参加しにくくなっている」という認識が欠けています。障害があるために働くことができず、収入も少ないので生活を助けてあげましょう……といわんばかりに、また障害のために社会参加が難しいので、その参加の機会を優先的に与えてあげましょう……といわんばかりに、社会が最初に障害者を閉め出し、後から福祉の制度などをつくり上げてきたのです。

➡ 第5章 リカバリーシート「私に必要な配慮」（P.100）

keyword ★	
☐ 合理的配慮	☐ 公平さ
☐ 状況に応じた必要性	☐ 障害者権利条約
☐ 努力ではどうしようもない	☐ 自分でしている工夫
☐ 障害による不利な立場	☐ 道具

読んだ日	
1回目	2回目
/	/

> @recoverycaravan
> 自分に必要な配慮をいちばんよく知っているのは、自分のはずだ。自分の助け方を振り返ったり、他人のアイデアを試してみて、工夫できる幅を広げていこう。

　自分に必要な配慮といえども、それを見つけるのがなかなか難しいかもしれません。まずは自分でできる／している工夫をヒントにしてみましょう。

① 障害の有無に関係なく、苦手だったり不便なことは、工夫次第でうまくいくことが多いものです。他の人の工夫を試すことで、自分で意識していなかった苦手な部分や、よりよい解決策を見つけられることがあります。たとえば、試しに眼鏡をかけたら思いのほかよく見え、自分の視力が落ちていることや眼鏡があればもっと生活しやすくなることがわかるかもしれません。他人の工夫を教えてもらい、試してみましょう。

② 症状などで困ったときに、いつも自分で自分をどうやって助けて、やり過ごし、乗り越えているかを考えてみましょう。意外と自分で工夫しているものです。自分のなかでは当たり前かもしれませんが、体調を崩しかけているときや頭がうまく回らないときに、どうやってやり過ごしているかを整理しておきましょう。

③ さらにそれが周りの理解や協力により、ぐっと楽になったりしないかを考えてみると、さらに自分に必要な配慮が見えてくることもあります。自分で工夫するということも大切ですが、そのためにたいへんな努力や苦労をしているのであれば、周りに配慮してもらうべきかもしれません。

④ 必要となる配慮は、できれば道具で調整するとよいでしょう。堂々と誰かに手伝ってもらってもよいのですが、人によっては気をつかってしまうかもしれません。他人に起こしてもらうのではなく、目覚まし時計で起きれるのであれば、それを活用します。自分でやっているという感覚がもてるので、自信や達成感も芽生えやすいでしょう。

精神障害者が働くための調整や工夫

	障害特性に対して	障害の有無に関係なく
本人が行うこと	「私の工夫」	「社会人としての努力」
周囲が行うこと	**「合理的配慮」**	「働きやすい会社」

第4章　自分を活かすための社会学

37 合理的配慮とアドボケイト❷

必要なことは具体的に表現して、堂々と求めよう

> @recoverycaravan
> 自分に必要な配慮を求めて、自分で自分のことを守ることをセルフアドボカシーという。これが上手になると、精神疾患があっても生活しやすくなる。

　雇われている社員は、雇ってくれている社長にいいづらいことがたくさんあるでしょう。弱い立場にあることで、本来は堂々と発言したり行動してよいことをうまくできない場合があります。本来あるはずの権利を取り戻すべく代弁し、主張してくれる人のことを「アドボケイト」と呼びます。また、これを自分で行う人（たち）を「セルフアドボケイト」と呼びます。

　権利を守るというと少し大げさに聞こえますが、遠慮する必要がないことについては、まさに遠慮すべきではありません。自分に必要な合理的配慮は、堂々と求めるべきです。とはいえ、人間関係は難しいもの。ふんぞり返って「おい、配慮しろ」と命令しても、うまくいかないはずです。自分に必要な配慮と、それが必要な理由についてわかりやすく伝え、一言「よろしくお願いします」と添えるようなコミュニケーション能力をもつことで、配慮を得られやすくなるでしょう。配慮を得る練習をして、コツをつかめば生活しやすくなるものです。

　自分に必要な配慮を求めて、自分で自分のことを守るためには、まず自分に必要な配慮を知ることだけでなく、次にそれを周りに伝えることの2つが必要になります。配慮は求めないと得られません。自分に必要な配慮を伝え、求めることはとても大切なことなのです。

① 自分に必要な配慮を、図やイラストを使ってわかりやすく紙に書いてみると役に立ちます。「こんなときは、こうすれば大丈夫！」と目に見えるようにしておくわけです。これで自分でも安心しますし、人に伝えるときにも便利な道具になります。必要な配慮を口だけで説明するのが難しいときは、図や絵を使って求めましょう。

② 配慮を求める方法を相談し、手伝ってもらうのもよいでしょう。それでもその支援者に必要な配慮を理解してもらわないといけません。配慮の求め方について、支援者に相談し、準備することもできるでしょう。たとえば広く行われるようになっているSST（社会技能訓練）のプログラムを利用し、配慮を求める模擬練習をしてみることもできます。

▶ 第5章 リカバリーシート「私に必要な配慮」（P.100）

keyword ★
- [ ] セルフアドボカシー
- [ ] 堂々とやってよい
- [ ] 代弁
- [ ] アドボケイト
- [ ] 権利を守る
- [ ] コミュニケーション
- [ ] 図やイラストを使う
- [ ] 模擬練習

読んだ日	
1回目	2回目
/	/

> @recoverycaravan
> いくら合理的な配慮といえども、自分に必要なものを具体的に伝えないと得ることはできない。求めるのは、他でもない自分自身だ。

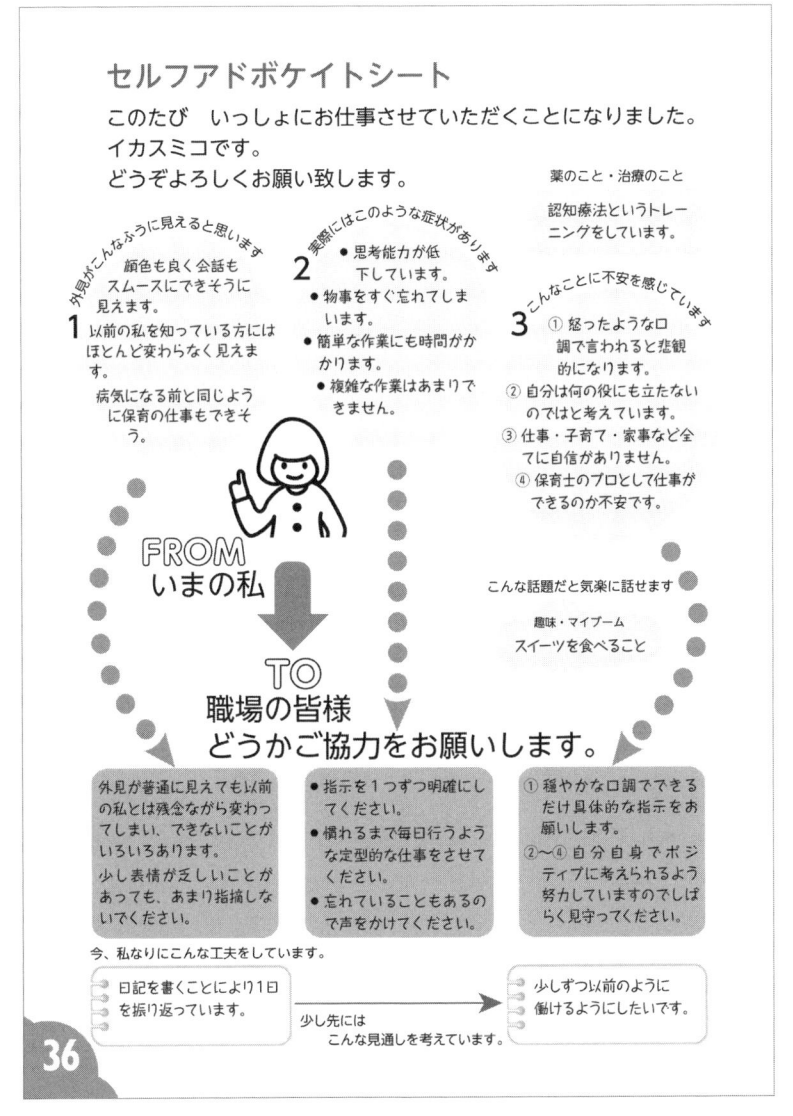

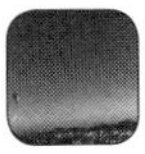

セルフアドボケイトシート

このたび いっしょにお仕事させていただくことになりました。
イカスミコです。
どうぞよろしくお願い致します。

1 外見がこんなふうに見えると思います
- 顔色も良く会話もスムースにできそうに見えます。
- 以前の私を知っている方にはほとんど変わらなく見えます。
- 病気になる前と同じように保育の仕事もできそう。

2 実際にはこのような症状があります
- 思考能力が低下しています。
- 物事をすぐ忘れてしまいます。
- 簡単な作業にも時間がかかります。
- 複雑な作業はあまりできません。

薬のこと・治療のこと
認知療法というトレーニングをしています。

3 こんなことに不安を感じています
① 怒ったような口調で言われると悲観的になります。
② 自分は何の役にも立たないのではと考えています。
③ 仕事・子育て・家事など全てに自信がありません。
④ 保育士のプロとして仕事ができるのか不安です。

こんな話題だと気楽に話せます
趣味・マイブーム
スイーツを食べること

FROM いまの私
TO 職場の皆様 どうかご協力をお願いします。

- 外見が普通に見えても以前の私とは残念ながら変わってしまい、できないことがいろいろあります。少し表情が乏しいことがあっても、あまり指摘しないでください。
- 指示を1つずつ明確にしてください。
- 慣れるまで毎日行うような定型的な仕事をさせてください。
- 忘れていることもあるので声をかけてください。
- ① 穏やかな口調でできるだけ具体的な指示をお願いします。
- ①〜④ 自分自身でポジティブに考えられるよう努力していますのでしばらく見守ってください。

今、私なりにこんな工夫をしています。
- 日記を書くことにより1日を振り返っています。

少し先にはこんな見通しを考えています。
- 少しずつ以前のように働けるようにしたいです。

36

中原さとみ、飯野雄治、リカバリーキャラバン隊「イカす！仕事ノート 合理的配慮事例集 2012」より

第4章 自分を活かすための社会学

38 ピアサポート❶ 人はもちつもたれつ

> @recoverycaravan
> 同じような経験に苦しんだ人どうしが話し合うことで安心したり、希望を見出すことがある。これをピアサポートという。

　リカバリーを大切にする支援は、ピアサポートや相互のセルフヘルプを応援するものだといわれています。ピアとは同僚や仲間という意味で、同じ疾患や障害あるいは苦労をした仲間どうしでの支え合いをピアサポート、相談支援をピアカウンセリングと呼び、ピアの魅力を活かしたヘルパーをピアヘルパーといいます。また、ピアどうしがお互い助け合うことで、自分たちの問題を自分たちで解決しようとすることをセルフヘルプと呼びます。リカバリーを目指すならば、機会があればこのようなピアの関係の関わりをもつと役立つかもしれないというわけです。リカバリーとピアサポートの関連については諸説ありますが、ピアにサポートされることの可能性と、ピアとしてサポートすることにいったん分けて考えてみましょう。

　似た経験をした人だからこそ、理解してもらえそうな気がして話してみる気になったり、話したことが受け止められていると感じることがあります。苦労していない支援者や親のいうことは聞く気になれないけれど、似た経験をしてきた〈先輩〉の体験談だから聞くに値すると感じられることもあります。こういった関係のなかでこそ得られる安心感や希望があり得るというわけです。一方で、ピアサポートでは気づいたら他人の話しを聞くことで、サポートする側にまわっていることもあります。援助することで、実は援助されるよりも多くのことを得て、成長することがあります。これをヘルパーセラピー原則と呼びます。ピアサポートは、このような関係のなかで一人ひとりが成長するため、リカバリーの手がかりが得やすいと考えることができます。

👉 セルフヘルプグループ

　セルフヘルプのグループとしてはアルコール依存症の人たちどうしの支え合いが有名ですが、精神疾患に限らず患者会や当事者会と呼ばれるものはすべて含まれると考えてよいでしょう。精神障害者の家族会がもつ価値について考える際にも、ピアサポートやヘルパーセラピー原則が役立ちます。ピアとはネガティブな経験を共有できる仲間を指して使われることが多いのですが、ネガティブな経験というとらえ方は間違っているということに気づける関係かもしれません。「クラシック音楽が好き」などのポジティブな共通点で結ばれる仲間の集団は、一般的にはサークルや同好会と呼ばれます。

keyword ★		読んだ日	
☐ ピアサポート ☐ ヘルパーセラピー原則 ☐ ピアカウンセリング ☐ 一番の専門家は自分自身 ☐ ピアヘルパー ☐ 言いっ放し、聞きっ放し ☐ セルフヘルプグループ ☐ わかちあい		1回目 /	2回目 /

> @recoverycaravan
> 同じような経験をした仲間とはつらさが共有できるので、一緒にいると居心地よいことがある。

一般的なピアカウンセリングでは、助言やアドバイスはありません。自分のいちばんの専門家は自分自身であるという理解のもと、お互いの体験に基づいた知識をもちより、各自の居場所と役割を得るしくみになっています。ピアカウンセリングで大切なのは「言いっ放し、聞きっ放し」とされています。ピアカウンセリングのルールの一例を紹介しましょう。

わかちあいのルール：守りあって、安心できる場をつくりましょう。
① 「わたし」を主語にして、「わたし」の話しをしましょう。
② 「わたし」の気持ち、感情の話しをしましょう。
③ 時間は大切なので分けあいましょう。1人でたくさん話す時間ドロボウに注意！
④ 〈人〉のこと、うわさ、批判はやめましょう。「わたし」の話しをする時間です。
⑤ 「わたし」の主役は「わたし」です。「わたし」を大切にしてあげましょう。
⑥ 仲間が話しているときは、目を見たりうなづいたりして、じっくり聞きましょう。安心して話せますから。
⑦ 「わかちあい」は「わたし」を繰り返し話して、表現して、楽にしてあげて、「わたしの新しい可能性」を発見する旅です。
⑧ 人は自分の話しをじっくり聞いてくれる人が好きです。わかちあいは仲間をつくる旅です。
⑨ 今、ここで聞いた話しは、今、ここに置いていきましょう。忘れてあげる、秘密にしてあげるということは絶対に守ってください。
⑩ あれこれ質問したり、意見を言ったりはお互いにやめましょう。話しを聞いてもらえば、あとはじっくり自分のこころと相談して、答えは自分で探すものです。

広がるピアヘルパーの役割

ピアカウンセリングやピアヘルパーは、障害などの困難を経験した者どうしのわかちあいという意味や関わりで理解される以外に、同僚や家族がカウンセリングの知識を活用し、普段からお互いを気づかうことで困難を予防しようとするしくみとして理解されることもあります。たとえば学校教育のなかで重視されているピアヘルパーとは、学校生活やいじめの問題などを抱えた学生どうしが、先生や保護者ではない対等（ピア）な関係だからこそもち得る力を最大限に活かして、解決を期待されたものだといえます。

39 ピアサポート❷ 人を助けることで得られることも多い

> @recoverycaravan
> 経験に基づき、自分らしく生きていく術を身につけられること、それが役立つということは、苦労していない援助者には伝えられない。

　似たような苦労をした仲間と知り合い、お互いに助け合うことで、一人ひとりが何かもっと自分にできることをすべきであると感じるようになります。何もしないわけにはいかない、自分のできる範囲でいいからやるべきだし、積極的にやりたい、と思うわけです。困難やサービスに対して、私たちは受身でなくてもよいと考えるようになります。このようなセルフヘルプグループは、自分自身がもっている生きる力、可能性に気づかせるといわれています。

　そして、似た病気や障害をもちながらも、なんとも上手に生きている人に出会うことがあります。病気を治したわけではないけれど、その人なりの考え方や工夫で、自分と似たような困難を乗り越えているのを見せつけられると、楽観的にこの先何とかなるだろうと思えたり、自己効力感が育まれ、何だか自分もやっていけると思えるものです。自分も真似したくなるようなお手本（ロール・モデル）が、困難を乗り越えるときの財産となることはレジリアンスの研究でも指摘されています。

　医学書が示すような、きれいな回復過程ではなくてもよいのです。実際にリカバリーのために参考になり役に立つのは、他の人が取り入れている具体的な生活の工夫や知恵です。人それぞれが自分なりの生きる術を手に入れることで、充実した人生を過ごすことは可能なのだということを伝えるのは、専門的な援助者や医学書にはむしろ難しいものなのです。

☞ ロール・モデルがもたらす希望

　ロール・モデル（お手本となるような人物の存在、発見、その人との関わり）がリカバリーに役立つことは、とくに依存症の分野で指摘されてきました。また「悪いロール・モデル」つまり、真似したくないような悪いお手本、精神障害があると充実した人生はもう二度と送れないんだと印象づけるような生きざまを送る人物と、初期の段階で出会ってしまい、希望や目標、イメージを失ってしまわないことも大切だといわれています。さらに、ロール・モデルがつまずいたときに希望を失ってしまいかねないため、たった1人のお手本にすべてを頼りっぱなしにしないよう前もって自覚したほうがよいともいわれています。

keyword ★		読んだ日	
☐ 楽観、自己効力感　☐ 役割の効果		1回目	2回目
☐ ロール・モデル　☐ 自尊心の向上		/	/
☐ 具体的な生活の工夫や知恵　☐ 自己学習／自己説得			
☐ メタ認知の獲得　☐ 困難による成長			

> @recoverycaravan
> 人を助ける側のほうが、実は逆に多くのものを得るというヘルパーセラピー原則が経験的に知られている。

ときには同じような悩みをもった人の相談に乗ってみると、自分のリカバリーに役立つかもしれません。援助することで、自分で自分を助けることにもなっていることを指摘する「ヘルパーセラピー原則」が知られています。これにはいくつかの理由が考えられます。

① **メタ認知の獲得**：
　まず、支援する側にまわることで、自分のことを客観的に見られるチャンスになります。同じような問題を抱える人のことを援助することで、自分の問題を距離を置いてみる機会になるというわけです。

② **役割の効果**：
　援助する「役割」をもつことで、それにふさわしい期待に応えようとするため、適切な行動を取ることが多くなるともいわれています。実際に、アルコールやギャンブル依存など嗜癖者がそうでなくなるのは、この点が強調されます。他の人のモデルとなることで、新しい行動を取り入れ、その役割を担う自分が手に入るということです。そして、自分は役立っている、自分は他の人を援助できるほどによくなっていると感じることが、さらによい循環を生むわけです。

③ **自尊心の向上**：
　援助する側に立つことで、自尊心（自分は価値ある存在だ、役に立つ人間だとする感覚）が高まり、意欲的に経験を積み重ねることができるようになります。

④ **自己学習／自己説得**：
　そもそも「人に教えること」は、自分の理解が深まり学ぶことになります。他人に精神疾患における薬の役割なり、エンパワメントの意味なりを説明しようとすることで、自分がそのことを学びなおし、理解できるようになるものです。また人に「そうすべきだ」と説明することで、誰よりも自分を説得する効果があるとも考えられています。

⑤ **困難による成長**：
　そして場合によっては、自分のたいへんだった経験が活きると感じたら、苦労により自分は成長したと思えることがあります。相談に乗るときに自分の苦労が役に立ち、自分にしかできない援助ができることがあります。

40 ピアサポート❸ お互いの魅力と可能性を引き出す

> @recoverycaravan
> 友だちが自分の長所や可能性を語れるように、ほめたり聞いてみよう。そしてお互いのリカバリーを信じ合おう。そうして得られた関係は、きっと自分を支えるものになるはずだ。

ピアカウンセリングでは、たとえよかれと思っても、仲間のことを否定することにつながる余計なアドバイスや説教はしません。ここでは相手が語るのを助けるためにほめて、お互いの魅力と可能性を引き出し合う方法について紹介します。

① **肯定文でほめる：**
友だちが何かをがんばっていたり、何かをやり遂げていたら、肯定文でほめましょう。特別なことでなくても、本を読んでいたとか、ちゃんと予定どおりに来たなど些細な「達成」でもほめることはできます。「へぇ」「すごいね」といった短い言葉でもよいですし、「ずいぶんきれいに仕上げましたね。努力家ですね」などの文章でもよいでしょう。

② **疑問文でほめる：**
これに続けて、この「達成」が普通ではないという視点に立ち、疑問文を投げかけることによりほめましょう。「なぜ、これができたの？」「どうやって、やったの？」といった具合に理由と方法を尋ねるとよいでしょう。本人は謙遜するかもしれませんが、ぜひ教えてもらいましょう。

③ **本人が自分で自分をほめる：**
質問された本人は理由と方法を説明することになります。ここで説明した内容は、その人の長所となります。魅力と可能性について、本人に語ってもらい、本人が気づくことにいちばんの意味があります。

③に続けて、再び①にもどり、肯定文でほめることで、この循環を回すことができます。ほめるいちばんの目的は気分をよくすることではなく、③により本人が自分のストレングスを知り、リカバリーの道を歩み出すきっかけを提供することにあります。

keyword ★	
□ リカバリーを信じ合う	□ 本人が気づく
□ 得られた関係	□ コンプリメント
□ 魅力と可能性を引き出し合う	□ 循環
□ 自分で自分をほめる	□ セルフコンプリメント

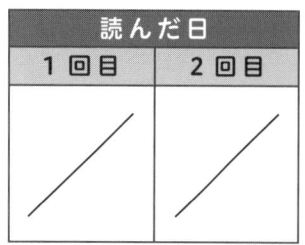

読んだ日	
1回目	2回目
/	/

👉 コンプリメント（ほめる／ねぎらう／称賛する）

　これは解決志向アプローチにおけるコンプリメントの技法を参考にしたものです。コンプリメントとは、直訳すると「ほめる、称賛する」という意味です。肯定文でほめることを直接的コンプリメント、疑問文でほめることを間接的コンプリメント、自分で自分をほめることをセルフコンプリメントといいます。

▼ 3つのコンプリメントと循環

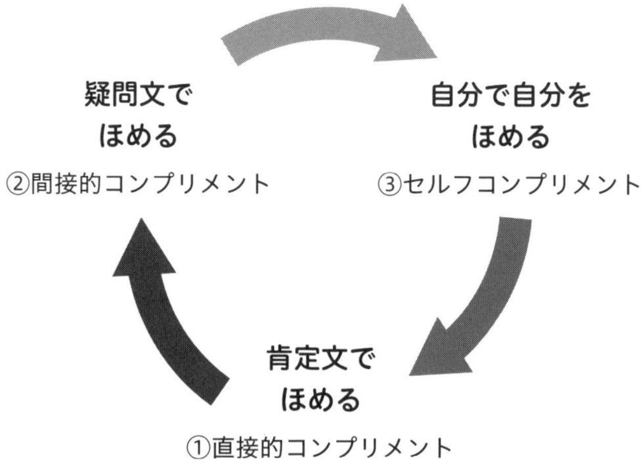

疑問文で
ほめる
②間接的コンプリメント

自分で自分を
ほめる
③セルフコンプリメント

肯定文で
ほめる
①直接的コンプリメント

【例】お弁当を自分でつくったBさんに対して、Aさんがほめるところから会話が始まります。

　Aさん：「あれ、お弁当を自分でつくるなんて素敵ですね。なかなかできないことですよ。」①
　　　　「コンビニで買ってしまえば楽なのに、なぜつくったんですか？」②

　Bさん：「たいしたことないですよ、ただの節約です。」③

　Aさん：「節約ね。お金の大切さを知っているのですね。とはいえ、なかなかそれができないのですよ。」①
　　　　「なぜ、実行に移せたんですか？」②

　Bさん：「母がね、ほとんどつくってくれるんです。僕は詰めただけです。」③

　Aさん：「あなたには、親切で理解してくれるお母さんがいるのですね。お母さんは……」①

　この会話だけで、倹約できる、お弁当を詰める作業能力がある、行動力がある、助けてくれる家族がいる、母親と仲よい関係を築く力がある、などのストレングスを見出すことができました。これは、この人の魅力と可能性を表しています。

第4章　自分を活かすための社会学

41 ピアサポート❹ リカバリーを信じ合う関係を育てる

> @recoverycaravan
> 大人数でなく1人でもいい。毎日会えなくても、心のなかで会えるだけでもいい。どんなときでも自分のリカバリーを信じてくれる人を求め、大切にしよう。

疑問文でほめて、相手が自分で自分をほめる機会をつくることにより得られるものは3つあります。

① 相手の魅力と可能性：
　疑問文でほめられることで語ることは、まさに本人の長所(ストレングス)。そして今まで本人を支え、これからも可能性を開いていく素材となるものであり、役立つもの(資源：リソース)のはずです。

② 人生の目標やゴールのようなもの：
　会話の循環をある程度、重ねると、語る本人の遠い目標、いい換えれば人生のゴールのようなものがぼんやりと見えてくるものです。長期目標のイメージをもつことは、リカバリーの手がかりになるでしょう。

③ 有意義な人間関係、パートナーシップ：
　この会話で、お互いの魅力と可能性を認め、それを信じ合う関係が得られます。それは一方が親や教師・監督者のようなものでなく対等であり、それぞれの人生を伴走していくような関係となるでしょう。

リカバリーを語る人に共通する5つの傾向には、有意義な人間関係がありました。仲間(ピア)の魅力と可能性を引き出そうとすることで、自分のリカバリーの足掛かりにもなる人間関係が得られるかもしれません。

ほめることは、いわば長所の考古学のようなものです。遺跡発掘で見つかる土器の破片を集め当時の生活を再現するように、質問と応答という会話を重ね、本人と一緒に長所をつくっていく作業だからです。

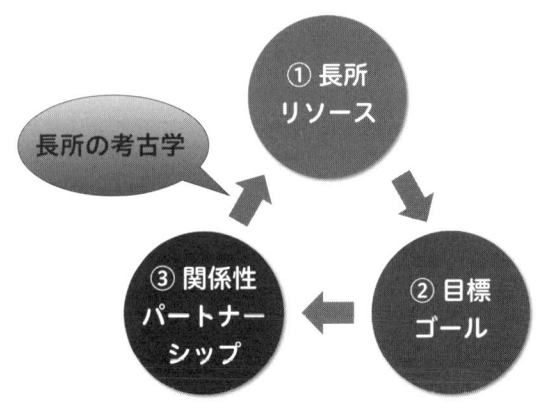

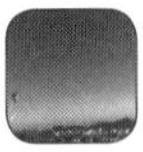

長所の考古学
① 長所 リソース
② 目標 ゴール
③ 関係性 パートナーシップ

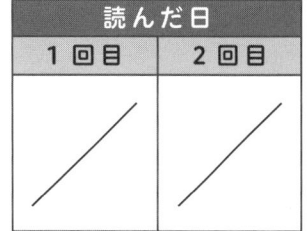

keyword ★		読んだ日	
☐ 資源・リソース ☐ 興味を示す		1回目	2回目
☐ 目標・ゴール ☐ ほめる方法		/	/
☐ パートナーシップ ☐ 行動を具体的にほめる			
☐ 長所をつくっていく ☐ ほめるタイミング			

> @recoverycaravan
> 相手がやっていることに興味を示すだけでも、ほめることになる。相手の行動を見たり、想いを感じ取らないと、ほめることは難しい。ほめることを通して、自分が成長することもできる。

　ほめるにも、いろいろな方法やコツがあるようです。「すごいな！」という声かけしか思いつかない人もいるかもしれません。行動分析学をもとに、子どもを上手にほめて叱ることを練習するペアレント・トレーニングでは、ほめ方の練習をいちばん大切にします。これを参考にして紹介してみます。

① ほめる方法の多様：ほめる以外に、感謝する、はげます、興味や関心を示すことも同じ意味があります。「すごい」というかわりに「助かるわ、ありがとう」とか「へえ、面白いことやってますね」でもよいです。

② ほめ方のポイント：ほめるにあたって、視線や目の高さ、声のトーン、顔の表情などもふさわしいものにすべきでしょう。また「○○さんはすごい」だけだと、伝わりません。わかりやすく短めの言葉で、行動を具体的にほめたほうがわかりやすいでしょう。

③ ほめるタイミング：大きな達成を成し遂げたときは、それだけで本人もうれしいものです。小さな達成をしたとき、大きなものに挑戦している最中、場合によっては挑戦しかけたときでさえ、ほめるに値するタイミングです。

☞ ほめることから始める理由

　親が暴力などの方法によらないで、上手に子どもを育てるために開発されたペアレント・トレーニングのプログラムでは、子どもを事故から守るために、行動の制限の仕方（叱り方）も練習しますが、それはほめることができてから初めて可能になる技術だと整理されています。いい方を換えれば、信頼関係ができていないなかでは叱ることはできないというわけです。

　ほめる材料を見つけ、ほめる言葉や方法をもち、ほめていることが本人に伝わり、行動に反映されるに至ることを確認する練習をプログラムの前半で徹底します。ほめる練習をするプロセスで、相手のよいところや可能性を見逃していたことにも気づきます。ほめることは、相手を操ったり、相手を気分よくするために行うものでないことが体験を通して理解できるのです。

42 精神疾患があったとしても働くことはできる

IPS ❶

> @recoverycaravan
> 本人の気持ちや魅力を活かして、仕事探しをなるべく早くし、実際に働く職場に合わせて病院と一緒に支援すると、今までよりずっと働ける人が増える。この方法を IPS という。

　精神障害者は対人関係が苦手でストレスに弱く、不器用だからいろいろ訓練してからでなければ働けないと考えられ、訓練重視の就労支援が多く提供されてきました。しかし、職探しをいち早く行い、実際に働く職場に合わせて支援（援助付き雇用）したほうがずっとうまくいくことがわかりました。さらに本人の希望や気持ち、そして長所を尊重し、医療と一体となると、統計的により高い就職率や定着率が確認できました。この方法を「IPS（Individual Placement and Support）」と呼びます。

　IPS は、1990 年代前半にアメリカで開発された就労支援モデルで、アメリカ、ヨーロッパ、日本を含むアジアでの多くの研究により重症精神障害者に対する有効性が確認された結果、現在では、エビデンスに基づいた実践（Evidence-Based Practice; EBP）のひとつになっています。重症でなくても、初めて発症した際（初回エピソード時）に IPS が提供されることにより、その後の生活が大きく改善されることも研究からわかっており、IPS による早期介入の必要性が指摘されています。

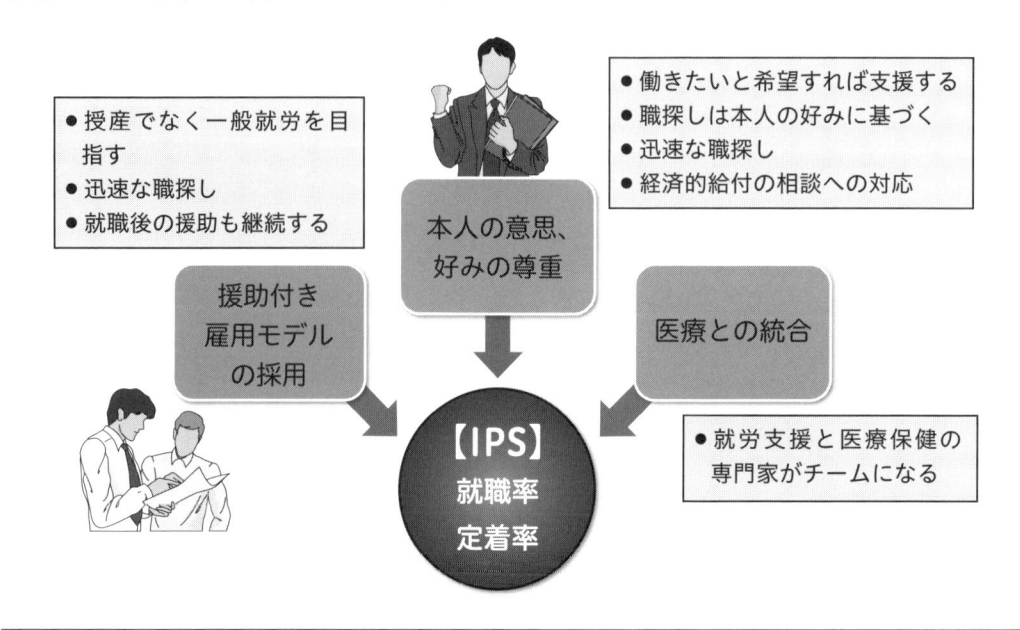

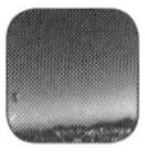

- 授産でなく一般就労を目指す
- 迅速な職探し
- 就職後の援助も継続する

援助付き雇用モデルの採用

- 働きたいと希望すれば支援する
- 職探しは本人の好みに基づく
- 迅速な職探し
- 経済的給付の相談への対応

本人の意思、好みの尊重

医療との統合

- 就労支援と医療保健の専門家がチームになる

【IPS】就職率 定着率

```
keyword ★
□ 援助付き雇用        □ エビデンスに基づいた実践
□ 希望、気持ち、長所の尊重   □ 初回エピソード
□ 医療と一体         □ IPSの7原則
□ IPS            □ ジョブマッチング
```

読んだ日
1回目 / 2回目 /

援助付き雇用と IPS の 7 原則

援助付き雇用とは、実際に働く所とは違う場所で訓練ばかりするのでなく、いち早く職場を決めた後にジョブコーチの援助を受けながら仕事が成立するよう調整し、雇用していく方法です。たとえば、企業からの「心をこめてテーブルを拭いてください」という指示を、ジョブコーチと呼ばれる支援員が「バケツAで雑巾①を使って、1→2→3の方向で拭いた後に、雑巾②で1→2→3→4と拭く」ようにとサポートすると、働ける人が飛躍的に増えました。

IPS は次の 7 原則に従った支援として定義されます。
① 働きたいと希望するすべての人を対象とする（症状や疾患名、病歴、生活状況や年齢などで排除しない）
② 就労支援と医療保健サービスを一体的に提供する（主治医、就労支援専門家がチームに入る）
③ 職探しは本人の希望、興味、好みに基づく（支援者の都合に基づかないのはもちろんのこと、高すぎると思われる目標も採用する）
④ 福祉的就労でなく短時間でも一般就労を目指す（精神障害者ばかりが集められて働く場でなく、障害のない人とともに働く職場を目指す）
⑤ 本人が希望すれば迅速に職探しする（やりたい時期を逃さない。職探しでやる気を高める）
⑥ 給料で生活保護や障害年金などがもらえなくなるかどうかについての相談に乗る
⑦ 就職後も支援を続ける

ジョブコーチ支援のプロセス

支援内容	ポイント
障害者のアセスメント	どんな障害者なのか、どんな仕事が適しているか
職場開拓	障害者が働ける、雇用できる職場を探す
職場のアセスメント	どんな仕事なのか、何に注意すれば障害者が働けるのか
ジョブマッチング	誰とどの職場がマッチするのか
雇用契約	障害者が「搾取」されないように
職場における支援	障害特性、個性を踏まえて、仕事が成立するように再構築
ナチュラルサポートづくり	困ったときでも同僚が支援できるように
フェイディング	ジョブコーチが職場にいなくても仕事が成立するように
フォローアップ	月に一度くらいは様子をうかがう。あるいは休日の支援
関係機関との調整	みんなで支え合うしくみを

43 働くこととリカバリー

IPS ❷

> @recoverycaravan
> 働こう、働き続けようとすることで、生きる目的や役割、達成感が手に入る。たとえ働けなくても、患者ではなく、1人の人として生活する時間を得ることがリカバリーを生む。だから IPS に失敗はない。

　IPS では、精神障害者にとって一般就労はストレス源ではなく、自分のリカバリーを追及できる最有力な方法のひとつと考えます。リカバリーという事実から生まれたストレングスモデルに基づき、患者ではない「働く人」という役割を担うことでリカバリーを手にする機会を増やそうというわけです。

　サービスの利用者は「患者」でなく1人の「働く人」として生活する時間が高まるにしたがって、自尊心が高くなり、症状に対する理解が深まることで症状に対応し、生活全般に満足感を覚えるようになると報告されています。また地域社会とつながることで精神保健機関が提供するサービスへの依存が少なくなるだけでなく、一般の人と一緒の職場でともに働くことで精神障害者に対するスティグマを軽減できると考えられています。

働くこと以外も IPS

　IPS は就労支援の方法と理解されがちですが、働くこと以外でもいわゆる健常者のなかで生活することによりリカバリーの機会を得ることを個別に支援します。たとえば学ぶこと（大学、専門学校、独学で資格を取るなど）、ボランティア活動すること、地域のサークル活動に参加することなども就労支援と同様な手法と発想で支援するものです。

　IPS を利用しても就職面接を受けて不採用になる、試験に落ちて資格が取れない、場合によっては病気が再発する、ということが起きるかもしれませんが、これらはリカバリーに向かうプロセスであり、貴重な経験だと考えます。就職できてもできなくても、1人の市民としてもった生きる目的や目標、役割、達成感、人間関係を振り返り、充実した生活を歩めることにつながったかを最も重視するのです。このことから「IPS に失敗はない」といわれています。

（ピラミッド図：上から IPS／ストレングスモデル／リカバリー）

keyword ★	
☐ IPS に失敗はない	☐ スティグマを軽減
☐「働く人」という役割	☐ 働くこと以外も IPS
☐ 生活全般に満足感	☐ 学ぶこと
☐ サービスへの依存がなくなる	☐ 配慮と長所

☞ 「精神疾患がありながらも働くための配慮と長所に関する調査」の回答より

Aさん：書道の経験を、手書きのダイレクトメールに

♣ 仕事について
週5日、ラッピング化粧品にサンプルをつけてラッピングする仕事。1日5時間（契約、1日7時間勤務）家にダラダラいるよりは世間と触れ合って、少しでも社会貢献できていることが魅力。

♣ 働けた理由
認定されて雇ってもらって難しい仕事にさせない。できる範囲でやらせてもらっている。ムリのないように配慮してもらっている。スタッフの熱意。

♣ 活かしている長所
書道の学校に行っていた。ダイレクトメールを手書きで書く仕事に向いている。細かいことが好きなので、きれいにラッピングすることが向いている。

♣ 必要な配慮
◆私が自分に対して行っていること
副作用でふるえがきてしまうので、疲れないように頓服を飲んだり、休憩を取っている（わからないようにトイレにいったり）。

Bさん：自分の経験から「必ず治るよ」といってあげられます

♣ 仕事について
私はピアサポーターという仕事をしています。私はまだ病院に通院していて、ときどき体調を崩すことがあります。でも、この仕事はたとえ体調が悪くて仕事に出られないときがあっても、上司が私がサポートしている人に「今日は○○さん、体調が悪くてこられない」といってくれるので、気が楽です。だから、この仕事を続けてこられたと思います。

♣ 働けた理由
自分も同じ精神の疾患があって入院したので、私が支援している人と同じような、たとえば「ずーとこのままで治らない！！」などの気持ちを心から理解できるし、必ず治るといってあげることができる。そしてだんだんよくなっている本人とともに仲間がいると思うと必ずよいから。

♣ 活かしている長所
私は人の話しを聞くのが好きなので、聞き手に徹して人の話しを聞くことができます。また、必ず"うなずく"ことをします。

♣ 必要な配慮
◆ 私が自分に対して行っていること
前日に髪を洗って、次の日に着る服や靴も決めておく。当日は化粧もしっかりして行く。そうすると気分もいいし、楽しい気持ちになれて、笑顔で支援者の人と話しができる。

中原さとみ、飯野雄治、リカバリーキャラバン隊「イカす！仕事ノート 合理的配慮事例集 2012」より

COLUMN 5

医師と患者という2人の専門家

　かつて適切な治療法を決めるのは医師であり、それを選ぶ権利は患者にはありませんでしたが、今や患者は、世界でただ1人の専門家といわれるようになりました。

　古代ギリシャの医師ヒポクラテスは、患者は病気に動揺していて適切に判断できないと考えました。これによれば患者が治療に参加することで、その質は低下するとのこと。だから治療に関する判断や決定は、賢く有能な医師がするべきでした。医師と患者は父と子に似た関係としてとらえられたため、この考えを「父権主義（パターナリズム）」といいます。1847年当時のアメリカ医師会の倫理要綱はこれにそっくりだったそうです。

　19世紀半ばになると考え方が変わり、治療が科学的根拠に基づいているなら患者に説明できない理由はないと考えられ、医師が患者に治療法について説明する責任が問われるようになりました。医師は患者に正しい情報を伝えたうえで、患者の合意を得ながら治療するようになります。この合意のことを「インフォームド・コンセント」といいます。

　1961年のアメリカでは医師によるがんの告知率は10%だったのに対し、10年後には90%に跳ね上がりました。医師は医療に関する専門家ですが、患者は病院を離れた自分の生活に関する世界一の専門家だと考えられるようになりました。患者の意思を尊重するこの考えは、治療ではなく人を癒すことに焦点が移ったともいわれています。

　患者の意思の尊重を徹底するのであれば、医師は同意を得るのでなく、選択のすべてを患者にゆだねるべきだと考えられます。確かに、自分で選択することで自分の人生をコントロールし、よりよいものにできると感じることができる場合が多くあります。しかし、専門的知識や経験が必要な難しい選択、とくにどの道を選んでも自分の幸せを損なうと思われる選択の場合、患者本人は大きな責任の重圧を感じ、どの道を選んだとしても「ああすればよかったかもしれない」という否定的感情にさいなまれることが多々あります。これに対して、専門家が充分な情報と望ましい選択肢をはっきり示すことで、患者は「あのようにするしかなかった」と感じることができ、否定的感情は伴わなくなることがあります。医師と患者という2人の専門家の協働作業により、満足感を得られるのが理想といえるでしょう。

第5章
リカバリーシート

この章では、4つのリカバリーシートを紹介します。リカバリーシートとは、自分のリカバリーを見つけるために、自分のことを書き込むシートです。自分の体調や目標、希望を書き込んで整理し、リカバリーの道を照らすものになると期待しています。難しく感じるページは読み飛ばして、シートだけ書いてみるのもよいでしょう。

44 リカバリーシート❶ 私らしさを保つためにシート

このシートは、元気なときに自分の特徴をよく整理しておき、体調を崩したときに参考にするためのシートです。書き終わったら、いつでも見られるように切り離して携帯するとよいでしょう。自分の特徴に新たな発見や変化があったら、そのつど加筆や修正を行い、自分専用のよりよいシートに仕上げて活用しましょう。

私の夢・大切にしていること：あなたがやりたいと思っていること、自分の理想像、守りたいと思っている価値観など、書き込んでください。無理だと思ったり、当たり前すぎて馬鹿げていると考えずに、自分に遠慮なく書き込みましょう。半年後の夢でもいいし、一生をかけてかなえたい夢でもよいです。

私のサポーター：私を応援したり、理解してくれる人の名前を書き込みましょう。たくさんいればうれしいですが、少なくてもしっかり応援してくれる人がいれば心強いはずです。人間でなくてもいいかもしれません。自分を応援してくれている、と思える動物や物でもかまいません。

私の元気が出る道具箱：ストレス解消法として行っていることや、思わず没頭してしまうこと、リラックス効果のあること、やっていて楽しいことなどを書き込みましょう。知らず知らずのうちにやっていること、当たり前にやっていることも省略せず書き込みましょう。なるべく固有名詞なども使ってみると具体的になるでしょう。

ストレスとなりうるものと対処法：自分の今の生活にとってストレスとなっているもの、ストレスになりやすいもの、ときどきやってくるストレスを書き込みましょう。ストレスをどう避けられるか、ストレスを忘れるためにどんなことをしているかなどの対処法を書き込みましょう。

私の青信号：元気なときの「私」の性格、特徴、行動を書き込みましょう。理想的な私を書き込んでもよいのですが、自分の長所を見直すと同時に、実際にある「普段」の様子を書きましょう。ここで書いた私らしさがストレスによって損なわれないように、戻るべきベースキャンプとなります。

私の黄色信号と対処法：体調を崩し始めたときに起こる小さな変化を書き込みましょう。そのときに有効な対処法を書き込みましょう。黄色信号が出ることは日々、よくありえることです。黄色信号が出たらこのシートを見て、自分で青信号をすぐに取り戻しましょう。

私の赤信号と対処法：黄色信号でとどまらず、もっと深刻になってしまった場合のサインを書き込みましょう。赤信号が出た場合、かなりのピンチです。これを乗り越えられない場合は、大きな生活の変化を覚悟するレベルです。対処法をしっかりもっておき、最悪の事態を防ぎましょう。

▶ 第1章「書き込んでみよう」(P.14、P.15)

※「元気の道具箱」という言葉は、WRAPの発明です。興味をもたれた人は下記をぜひご覧ください。
「メンタルヘルスのリカバリーとWRAP™」 http://www.mentalhealthrecovery.com/jp/copelandcenter.php

私らしさを保つために

年　月　日記入　　氏名

私の夢・大切にしていること	私の元気が出る［道具箱］
私のサポーター	それへの対処法
ストレスとなりうるもの	

私の青信号

青信号のめやす	

私の黄色信号

黄信号のめやす	対処法

私の赤信号

赤信号のめやす	対処法

私のリカバリーシート（飯野、中原、2008）

45 リカバリーシート❷ 私に必要な配慮シート

このシートは、自分ではどうしようもない症状や障害に対して必要となる配慮を整理したり、見つけることで、自分らしさを保ち、自分の長所を発揮するためのシートです。自分をサポートしてくれる人、職場の人に自分のことを説明するときなどに使いましょう。

　自分に必要な配慮といっても、なかなか思いつかないかもしれません。前ページの「私らしさを保つために」シートを書いたら、それをヒントに自分に必要な配慮を書いてみましょう。相手（支援者、職場の同僚や上司）には、何をすればよいのか具体的に教えてあげましょう。配慮は、上手に求めないと得られません。「なるほど！」と思えるようなやり方で、わかりやすく相手に伝えて、自分の本領を発揮できる環境を整えましょう。

- ◆ 体調の黄色信号が出たときに、何をすればよいでしょうか？
- ◆ ストレスとなり得るものが生じないように、何をすればよいでしょうか？　またストレスとなるものが生じてしまったら、どうしたらよいでしょうか？
- ◆ 「私の元気の道具箱」がなるべく自由に使えるように、どうすればよいでしょうか？
- ◆ 症状や障害から苦手なことで苦労しないように、どんな配慮が必要なのでしょうか？
- ◆ 体調の赤信号が出たときに、何をすればよいでしょうか？
- ◆ 自分に必要な治療を確保するために、どんな配慮が必要なのでしょうか？

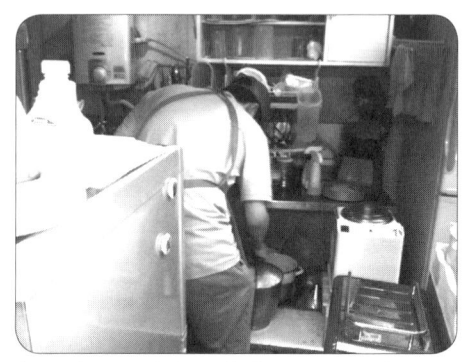

疲れやすいので小まめに休憩できるよう配慮してもらっています

▶ 第4章（P.80 ～ P.83）

※「元気の道具箱」という言葉は、WRAPの発明です。興味をもたれた人は下記をぜひご覧ください。
　「メンタルヘルスのリカバリーとWRAP™」のウェブサイト　http://www.mentalhealthrecovery.com/jp/copelandcenter.php

✏️ 私に必要な配慮

年　　月　　日記入　　氏名 _____

私の黄色信号は	こんなときは ⬆ です。	してください。
私のストレスとなりうるものは	それがないように ⬆ それがあったときは です。	してください。 してください。
私の元気の道具箱は	これが使えるように ⬆ です。	してください。
私の症状・苦手なことは	これで困らないように ⬆ です。	してください。
私の赤信号は	こんなときは ⬆ です。	してください。
私に必要な治療（薬、通院）は	これが受けられるように ⬆ です。	してください。

私のリカバリーシート（飯野, 中原, 2012)

46 リカバリーシート❸ 私の目標と計画シート

このシートは、自分の希望する生活を実現するために何をすべきかを整理して行動するためのシートです。目標を明確にするとともに、具体的に始められそうなことや、すでにできたことを確認することにより、もっとやる気が出るかもしれません。一度書いたら、いつでも見られるように貼っておくとよいでしょう。

長期目標（将来に望むこと）：あなたがやりたいと思っていること、自分の理想像、守りたいと思っている価値観など、書き込んでください。無理だと思ったり、当たり前すぎて馬鹿げていると考えずに、自分に遠慮なく書き込みましょう。半年後の夢でもいいし、一生をかけてかなえたい夢でもよいです。

私が堂々とやってよいこと：あなたには、人に迷惑をかけない以上、自分のやりたいことをやる権利があります。他人に気兼ねして、自分のやりたいことを遠慮していたりしませんか？　やりたい・やっている・やるべきことなのだけれど、周りに気兼ねしてやりづらくなっていることを書き込みましょう。それを堂々とやっていきましょう。

具体的な目標と時期：長期目標（将来に望むこと）に向かうためには、まず具体的にはどんなことを達成すべきでしょうか。イメージしてみましょう。それを実現しているのは1ヵ月後、半年後、5年後などいつ頃そうなっているべきでしょうか？　具体的な目標と時期について、実現の可能性を考えながら書き込んでみましょう。

そのためにやらなければならないこと：「具体的な目標」にたどり着くためには、何が必要でしょうか？　目標と今の自分を振り返って考えてみましょう。たいへんなこともあるかもしれません。でも必要だと思うことがあれば書き込んでみましょう。

もうできるようになったこと：「具体的な目標」に到達するためにやらなければいけないことがたくさんあるかもしれませんが、以前の自分と比べて少しは近づいているのではないでしょうか。できるようになったことは当たり前になってしまい忘れがちですが、もう一度書いてみましょう。できるようになったことはあなたの成長録です。たくさん増えていくことを楽しみましょう。

「目指すこと」と「そのためにやること」：中段の「そのためにやらなければならないこと」をこなすために、今月は何をしましょうか？　今月には具体的に何ができていることを目標にしましょうか。自分1人でできないこともたくさんあるかもしれません。しかし、自分の将来のために必要なことはチャレンジしてみましょう。

私のサポーター：今月にやらなければならないことが決まったら、それが自分1人でできるのか、助けが必要なのかを考えましょう。必要な助けについて、具体的に名前を書き込みましょう。1人でやる必要はないのです。助けてくれるサポーターは必ずいるはずです。

▶ 第3章「書き込んでみよう」（P.39、P.52、P.53）

私の目標と計画

年　月　日記入　　氏名

長期目標（将来に望むこと）

私が堂々とやってよいこと

具体的な目標と時期

そのためにやらなければならないこと

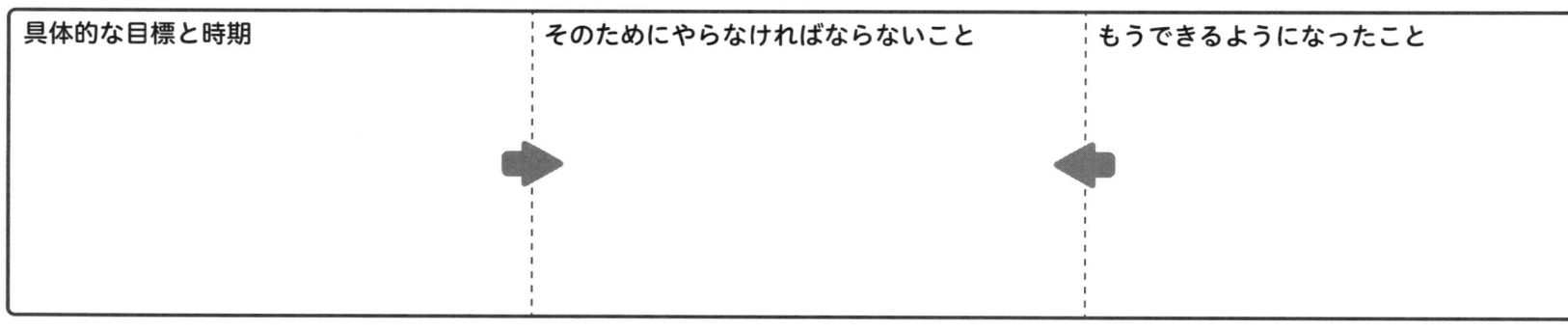

⬆

もうできるようになったこと

⬇

今月の目標（　月）

目指すこと	そのためにやること	私のサポーター

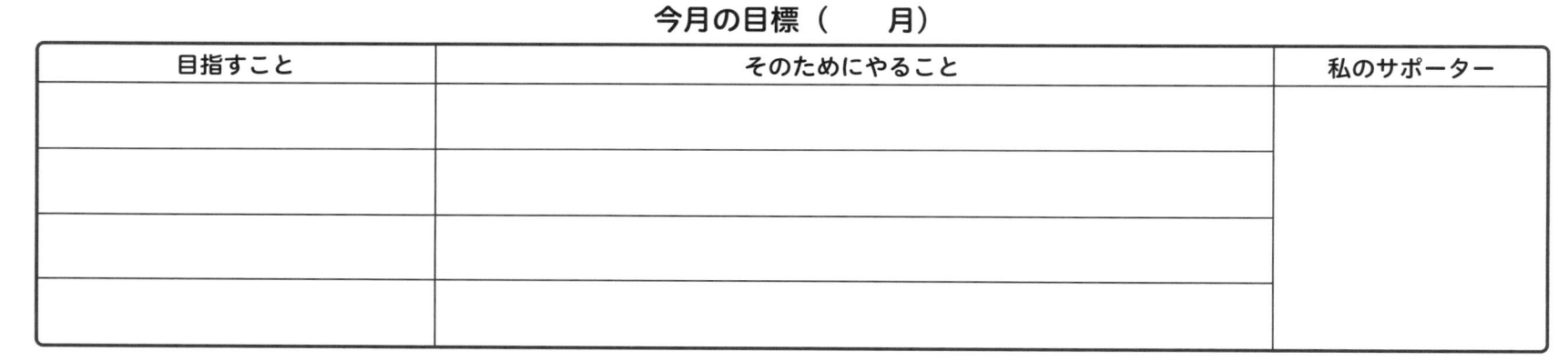

私のリカバリーシート（飯野、中原、2008）

47 私の魅力と可能性シート

リカバリーシート❹

このシートは、日常のちょっとしたできごとから自分の魅力と可能性（長所、ストレングス）を発掘し、整理するシートです。自分１人で取り組んでみるのもいいですし、自分には長所なんてないと思う人なら信頼できる人と話しながら自分の魅力を引き出してもらうのもよいでしょう。

　まず、些細なことでもいいので自分が「（以前はできなかったのに）できるようになったこと」「（できなくても）がんばれたこと、挑戦できたこと」「うまくいったこと、成功したこと」などをひとつ選んで真ん中に書きましょう。

　次に、これができた理由をいろいろな視点から考えましょう。「なぜできたのか」「どうやってそれをやったのか」質問されている場面を想像して、その理由を説明するつもりで書いてみるとよいでしょう。さまざまな要因が重なったり、影響し合っていることだと思います。①〜⑤の順番は気にせず、思いつくものはすべて書いてみましょう。

　できるようになったことは些細かもしれませんが、それに至るには積み重ねや周囲の協力もあったはずです。最後に、ここまで書いたシートを眺めて気づいたこと、これができるようになった意義を下段の左に書き込みましょう。さらに未来に目を向けてみましょう。どんな可能性が考えられるでしょうか？　これを下段の右に書いてみましょう。

　シートのすべてが埋まらなくても気にすることはありません。ここに書かれたことは、あなたの魅力と可能性です。今まであなたが生きてくることを助け、将来もあなたを助けるものとなるでしょう。

リカバリー日記　by アヒルの兄貴

　今、私は３人の人に声をかけてもらった。「どぉー、元気にしてる？」「悩みごとがあったら僕に相談してよ」「デイケアに来ないの？　行こうよ、元気にしてる？」

待合室で缶ジュースを買わずに待ってくれる人。そっと見守る人。私の行動やストイックさを見てくれる人。私にできることは、父や母などのファンに心配をかけないこと。自分の原点を大事にすること。

➡ 第３章「書き込んでみよう」(P.61 〜 P.63)

私の魅力と可能性

年　月　日記入　　氏名

なぜ、それができたかというと
① 関心・願望編（○○が好き／○○したいから）

なぜ、それができたかというと
③ 技能・特技編

なぜ、それができたかというと
② 性格・価値観編

なぜ、それができたかというと
④ 環境・ラッキーだったこと編

なぜ、それができたかというと
⑤ 経験編（○○をやったことがあるから）

できるようになったこと

こんなこともできそう

気づいたこと（できたことの意味や価値など）

私のリカバリーシート（飯野、中原、2012）

参考文献

- 工藤順一（2008）国語脳ドリル 作文王 トップレベル , 学習研究社
- チャールズ・A. ラップ , リチャード・J. ゴスチャ（2008）第 2 版 ストレングスモデル ― 精神障害者のためのケースマネジメント , 金剛出版
- Solomon, Barbara Bryant (1976) Black Empowerment: Social Work in Oppressed Communities., Columbia University Press.
- ソーシャルワーク研究所編（1995）『ソーシャルワーク研究 21(2)』相川書房
- 安梅勅江（2004）エンパワメントのケア科学 ― 当事者主体チームワーク・ケアの技法 , 医歯薬出版
- 野中猛（2006）精神障害リハビリテーション論 , 岩崎学術出版社
- 森俊夫 , 黒沢幸子（2002）森・黒沢のワークショップで学ぶ 解決志向ブリーフセラピー , ほんの森出版
- 尾崎真奈美 , 中原さとみ , 飯野雄治 , 岡本さやか（2012）ポジティブ心理学再考 , ナカニシヤ出版
- スティーヴン・J. ウォーリン , シビル・ウォーリン著 , 奥野光 , 小森康永訳（2002）サバイバーと心の回復力 ― 逆境を乗り越えるための七つのリジリアンス , 金剛出版
- 加藤敏 , 八木剛平（2009）レジリアンス 現代精神医学の新しいパラダイム , 金原出版
- 千葉理恵 , 宮本有紀 , 川上憲人 他（2011）「地域で生活する精神疾患をもつ者を対象とした、リカバリー促進プログラムの効果検証 : 無作為化比較試験」財団法人 在宅医療助成 勇美記念財団
- 千葉理恵 , 宮本有紀（2009）「精神疾患を有する人のリカバリーに関連する尺度の文献レビュー」『日本看護科学会誌 29(3)』日本看護科学学会 , pp.85-91
- 千葉理恵 , 宮本有紀 , 川上憲人 他（2008）「精神疾患を有する人を対象とした、日本語版リカバリー評価尺度の開発と、リカバリーの関連要因に関する研究」財団法人 在宅医療助成 勇美記念財団
- マーティン・セリグマン著 , 小林裕子訳（2004）世界でひとつだけの幸せ ― ポジティブ心理学が教えてくれる満ち足りた人生 , アスペクト
- クリストファー・ピーターソン著 , 宇野カオリ訳（2010）実践入門 ポジティブ・サイコロジー「よい生き方」を科学的に考える方法 , 春秋社
- アメリカ連邦保健省薬物依存精神保健サービス部（SAMHSA）編 , 日本精神障害者リハビリテーション学会監訳（2009）『EBP 実践・普及ツールキット 第 5 巻 I IMR・疾病管理とリカバリー 本編』日本精神障害者リハビリテーション学会
- アメリカ連邦保健省薬物依存精神保健サービス部（SAMHSA）編 , 日本精神障害者リハビリテーション学会監訳（2009）『EBP 実践・普及ツールキット 第 5 巻 II IMR・疾病管理とリカバリー ワークブック編』日本精神障害者リハビリテーション学会
- Shane J. Lopez, C. R. Snyder (2003) Positive Psychological Assessment: A Handbook of Models and Measures, American Psychological Association.
- 中原さとみ , 飯野雄治(2011)「IPS による就労支援 ― 精神科臨床技術との統合を中心に」『臨床精神医学 40(5)』アークメディア
- 坂本直文（2012）2012 年度版 内定者はこう選んだ！ 業界選び・仕事選び・自己分析・自己 PR 完全版 , 高橋書店
- 中原さとみ , 飯野雄治（2011）「IPS, 就労支援プログラム」『デイケア実践研究 15(2)』日本デイケア学会
- 千葉理恵 , 宮本有紀 , 船越明子（2010）「精神疾患をもつ人におけるベネフィット・ファインディングの特性」『日本看護科学会誌 30(3)』日本看護科学学会

- 宅香菜子（2010）外傷後成長に関する研究 ― ストレス体験をきっかけとした青年の変容，風間書房
- ケネス・J・ガーゲン著，東村知子訳（2004）あなたへの社会構成主義，ナカニシヤ出版
- 上野千鶴子編（2001）構築主義とは何か，勁草書房
- 井上俊，船津衛編（2005）自己と他者の社会学，有斐閣
- 友枝敏雄，竹沢尚一郎，正村俊之，坂本佳鶴惠（2007）社会学のエッセンス 新版 ― 世の中のしくみを見ぬく，有斐閣
- 中原さとみ，飯野雄治（2010）IPS ハンドブック 働くこととリカバリー，クリエイツかもがわ
- 飯野雄治，中原さとみ（2010）「精神障害者が働くために必要な合理的配慮具体例の分類化の試み」『日本職業リハビリテーション学会第 38 回大会抄録集』日本職業リハビリテーション学会
- アラン・ガートナー，フランク・リースマン著，久保紘章訳（1985）セルフ・ヘルプ・グループの理論と実際 ― 人間としての自立と連帯へのアプローチ，川島書店
- 『ピアカウンセリング 2009 年 3 月（非売品）』特定非営利活動法人こらーるたいとう
- Yuki Miyamoto, Tamaki Sono (2012) Lessons from Peer Support Among Individuals with Mental Health Difficulties: A Review of the Literature, Clinical Practice & Epidemiology in Mental Health.
- ピーター・ディヤング，インスー・キム・バーグ著，玉真慎子，住谷祐子，桐田弘江訳（2004）第 2 版 解決のための面接技法 ― ソリューション・フォーカスト・アプローチの手引き，金剛出版
- シンシア・ウィッタム著，上林靖子，中田洋二郎，藤井和子，井澗知美，北道子訳（2002）読んで学べる ADHD のペアレントトレーニング ― むずかしい子にやさしい子育，明石書店
- デボラ・R. ベッカー，ロバート・E. ドレイク著，大島巌，松為信雄，伊藤順一郎，堀宏隆訳（2004）精神障害をもつ人たちのワーキングライフ ― チームアプローチに基づく援助付き雇用ガイド，金剛出版
- 春名由一郎，東明貴久子，清水和代（2012）「医療機関における精神障害者の就労支援の実態についての調査研究」『資料シリーズ NO.71』独立行政法人高齢・障害・求職者雇用支援機構 障害者職業総合センター
- 飯野雄治（2011）「「IPS に失敗はない」設定の背景」，「ワーキングライフにおける「IPS に失敗はない」」，「「IPS に失敗はない」と言うときに含まれる意味」『第 1 回実践に基づく IPS 学会抄録集』IPS 学会
- 中原さとみ（2011）「失敗や困難の乗り越え方を学ぶことは，一生役に立つ」『第 1 回実践に基づく IPS 学会抄録集』IPS 学会
- シーナ・アイエンガー著，櫻井祐子訳（2010）選択の科学，文藝春秋
- 中原さとみ，渥美正明，飯野雄治（2010）「日本文化に合ったリカバリーを探そう」『53 回日本病院・地域精神医学会総会』日本病院・地域精神医学会
- 飯野雄治，中原さとみ（2011）「「リカバリーの学校」の効果測定報告」『日本精神障害者リハビリテーション学会第 19 回大会抄録集』日本精神障害者リハビリテーション学会
- ストレングスカード キャリア開発研究所
- 中原さとみ，飯野雄治（2012）イカす！仕事ノート 合理的配慮事例集，リカバリーキャラバン隊

おわりに

　この教科書ができあがるまでには、多くの人の協力や賛同がありました。独立行政法人福祉医療機構と公益信託オラクル有志の会ボランティア基金からは助成をいただき、リカバリーの学校という試みは事業へと発展すると同時に、精神疾患の当事者たちは講師として謝金と交通費を手にすることができました。出版社EDITEXの秋月さんは、私たちが実施しているIPS研修の1期生でもあり、「研修当日のワクワクした気持ちは、今でも忘れずにおります。あれから無事にPSWの資格を取得することができ、少しずつですが精神保健福祉の活動をしております」と連絡いただき、この教科書の出版に尽力いただきました。多くの参加者はアンケート記入にも協力してくれたおかげで、効果測定も可能となり学会で報告できたばかりか、受講後に就職したなどの報告と励ましの言葉をくれたのでした。その一部は、リカバリー日記として引用させてもらいました。皆さんの体験談に裏打ちされた名言は、この本が現実を表現している証拠（エビデンス）そのものとなっています。本当にありがとうございます。

　リカバリーの学校は、一市民として、自分の人生を「考える主体」として、学べる場です。「精神障害者であっても学ぶ場があれば、成長し活躍できる。」というエンパワメントの理念を、実践を通して伝えているものです。

　IPS（Individual Placement and Support）の方法に基づき行うリカバリーに向けた支援について紹介するなかで、リカバリーの学校は生まれました。IPSは単に就職率を上げる就労支援技法ではありません。景色の向こうにはリカバリーを見据えています。そして、本人と足元を見ると、リカバリーへの道が始まっていることに気づきます。リカバリーの学校でこのようなリカバリーを見出す方法をサービス利用者や家族に紹介してきました。こうしてリカバリーを経験したサービス利用者がコメンテーターとなり、この経験が社会資源として活かされる場を創出してきました。そしてこのリカバリーの学校を、サービスの利用者ではない人たちにも紹介することをきっかけに、新たなリカバリーが生まれるのを見てきました。

　どんな立場にあろうとも、人は学び挑戦する機会があれば活躍できる、というエンパワメントの理念がリカバリーの学校の土台にあります。

　私たちは、どんなに重い精神障害があろうとも、環境が整えばリカバリーへの道は開けると考えています。支援者も研修や勉強会でスキルアップを図ることは大切ですが、私たちはリカバリーの学校を通して、精神疾患がありながらも、よりよく生きるために学ぶ場を提供していきたいと考えています。そしてそれは、病人としてつつましく生きるためではなく、人として充実した人生を過ごすために学び合う場になっています。

　感染症の拡大が続き多くの人が困難を感じる今、すべての人が、よりよく生きることについて学び合うヒントを本書から学び、成長する機会（チャンス）ととらえる人もいます。精神疾患の有無にかかわらず、本書を通じて、多くの人が自らの生き方を考えるとともに、困難に打ちひしがれている人とともに生きる方法を考え、学ぶことで、多くの人が生きやすい社会になることを願っています。

2021年3月
リカバリーキャラバン隊
飯野　雄治
中原　さとみ

本書における事例の公表、公開は、あらかじめご本人に了解していただいています。さらに配慮して、本質を損なわない範囲で脚色してあります。

巻末付録

136の長所カード

P.56で紹介している「136の長所」をカードにしました。カード1枚にひとつずつ、長所が書かれています。自分の長所・持ち味を探すときに、このカードをテーブルに広げて眺めてみるとヒントが得られるかもしれません。何かに挑戦したり、乗り越えるときにこのカードをこっそりポケットに入れてみてはいかがでしょうか。

【カードの切り取り方】
実線に沿って切ると単語カードのようになります（注意！点線は切り取り線ではありません）。
パンチで穴を開けてリングを通して使用することもできます。

1	2	3	4	5	6
向上心がある	好奇心や関心が強い	冒険好きである	学習意欲がある	チャレンジ精神がある	自己投資できる

7	8	9	10	11	12
偏見がない	改善・変革する意欲がある	問題を発見することが得意である	気づきが多い	判断力がある	批判的思考ができる

リカバリーの学校 7	136の長所カード
リカバリーの学校 8	136の長所カード
リカバリーの学校 9	136の長所カード
リカバリーの学校 10	136の長所カード
リカバリーの学校 11	136の長所カード
リカバリーの学校 12	リカバリーキャラバン隊

リカバリーの学校 1	136の長所カード
リカバリーの学校 2	136の長所カード
リカバリーの学校 3	136の長所カード
リカバリーの学校 4	136の長所カード
リカバリーの学校 5	リカバリーキャラバン隊
リカバリーの学校 6	リカバリーキャラバン隊

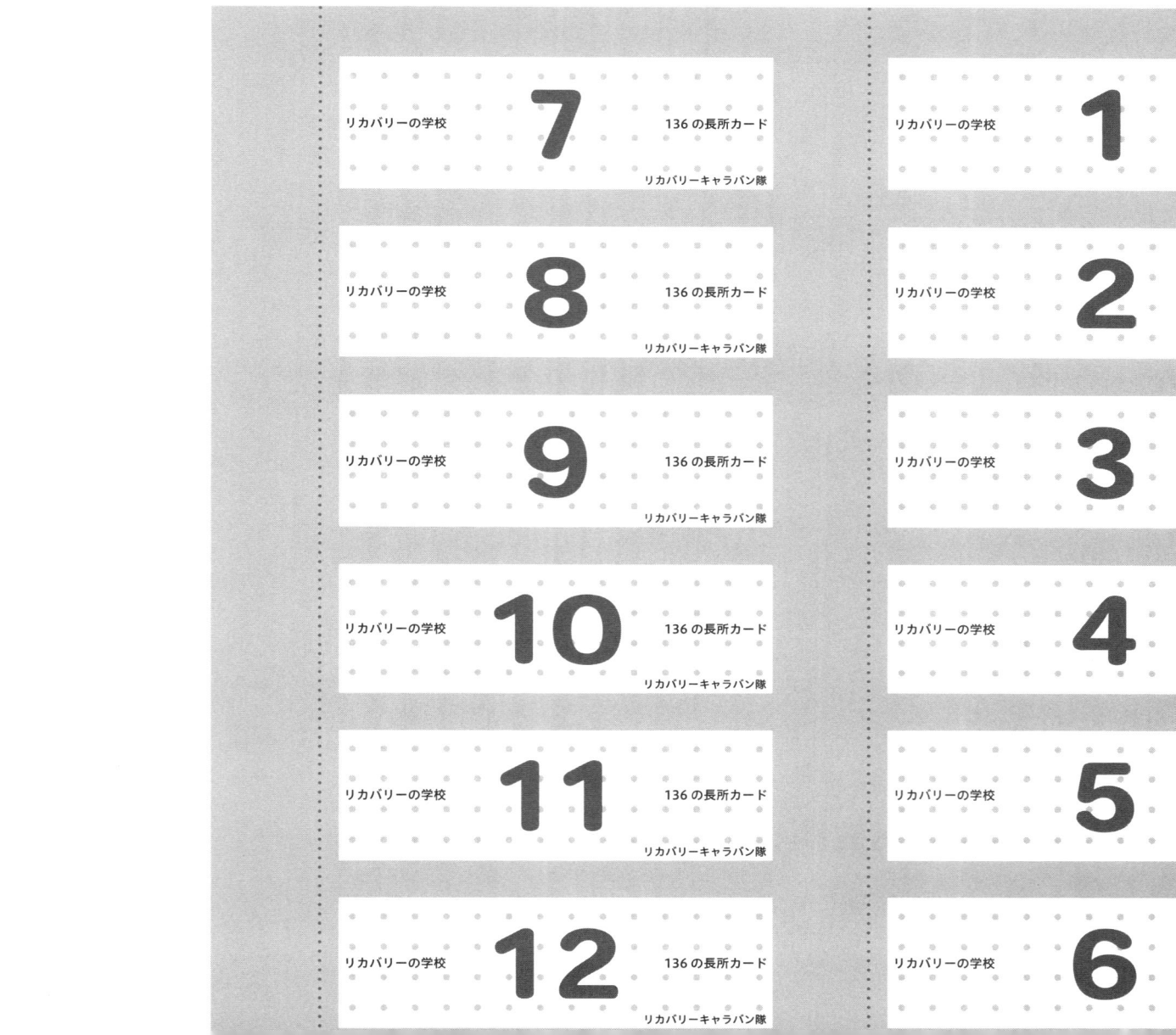

リカバリーの学校の教科書　巻末付録

13	創造する力がある	19	さまざまなものを工夫して使える	25	知性がある
14	新規に開発する力がある	20	適応する力がある	26	能率よく仕事ができる
15	発想する力がある	21	直観的に理解する力がある	27	準備や段取りがうまい
16	企画する力がある	22	情報をうまく収集できる	28	論理的に考えられる
17	独創性がある	23	状況をうまく把握できる	29	先を見通す力がある
18	創意・工夫できる	24	情報をうまく整理できる	30	コミュニケーション能力がある

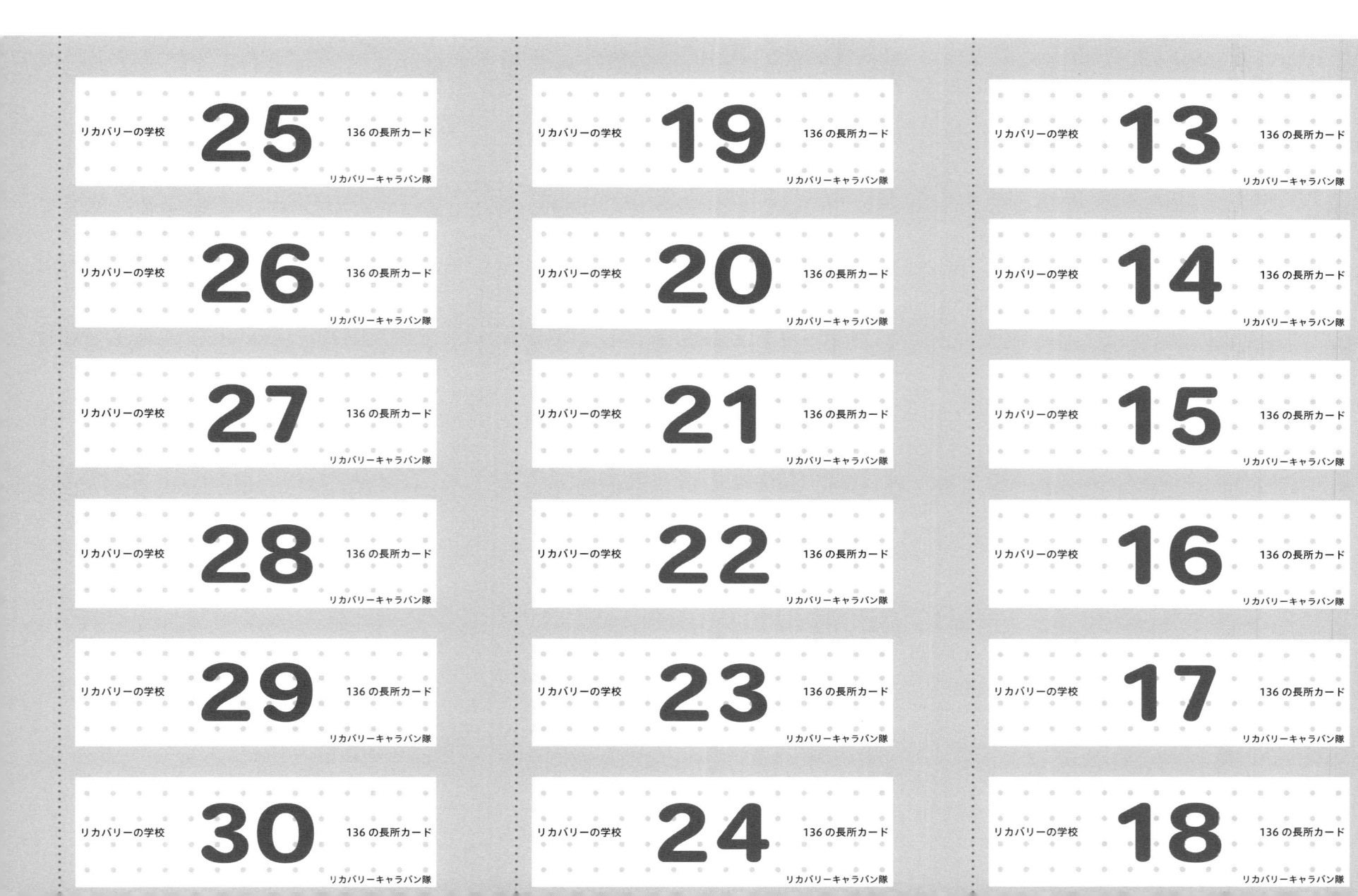

リカバリーの学校 25 136の長所カード	リカバリーの学校 26 136の長所カード	リカバリーの学校 27 136の長所カード	リカバリーの学校 28 136の長所カード	リカバリーの学校 29 136の長所カード	リカバリーの学校 30 136の長所カード
リカバリーの学校 19 136キャラバン隊	リカバリーの学校 20 136キャラバン隊	リカバリーの学校 21 136の長所カード	リカバリーの学校 22 136の長所カード	リカバリーの学校 23 136の長所カード	リカバリーの学校 24 136の長所カード
リカバリーの学校 13 136キャラバン隊	リカバリーの学校 14 136の長所カード	リカバリーの学校 15 136の長所カード	リカバリーの学校 16 136の長所カード	リカバリーの学校 17 136の長所カード	リカバリーの学校 18 136の長所カード

リカバリーの学校の教科書　巻末付録

31	文章を書くことが得意である	37	自分を守る力がある	43	熟練した技術がある
32	人にうまく伝えられる	38	数字に強い	44	他の人にはない才能がある
33	説得する力がある	39	専門知識や技術力がある	45	堂々としている
34	うまく説明できる	40	経験豊富である	46	度胸がある
35	交渉することが得意である	41	実力がある	47	勇敢である
36	自分の意見を主張できる	42	特別な資格や能力がある	48	勇気がある

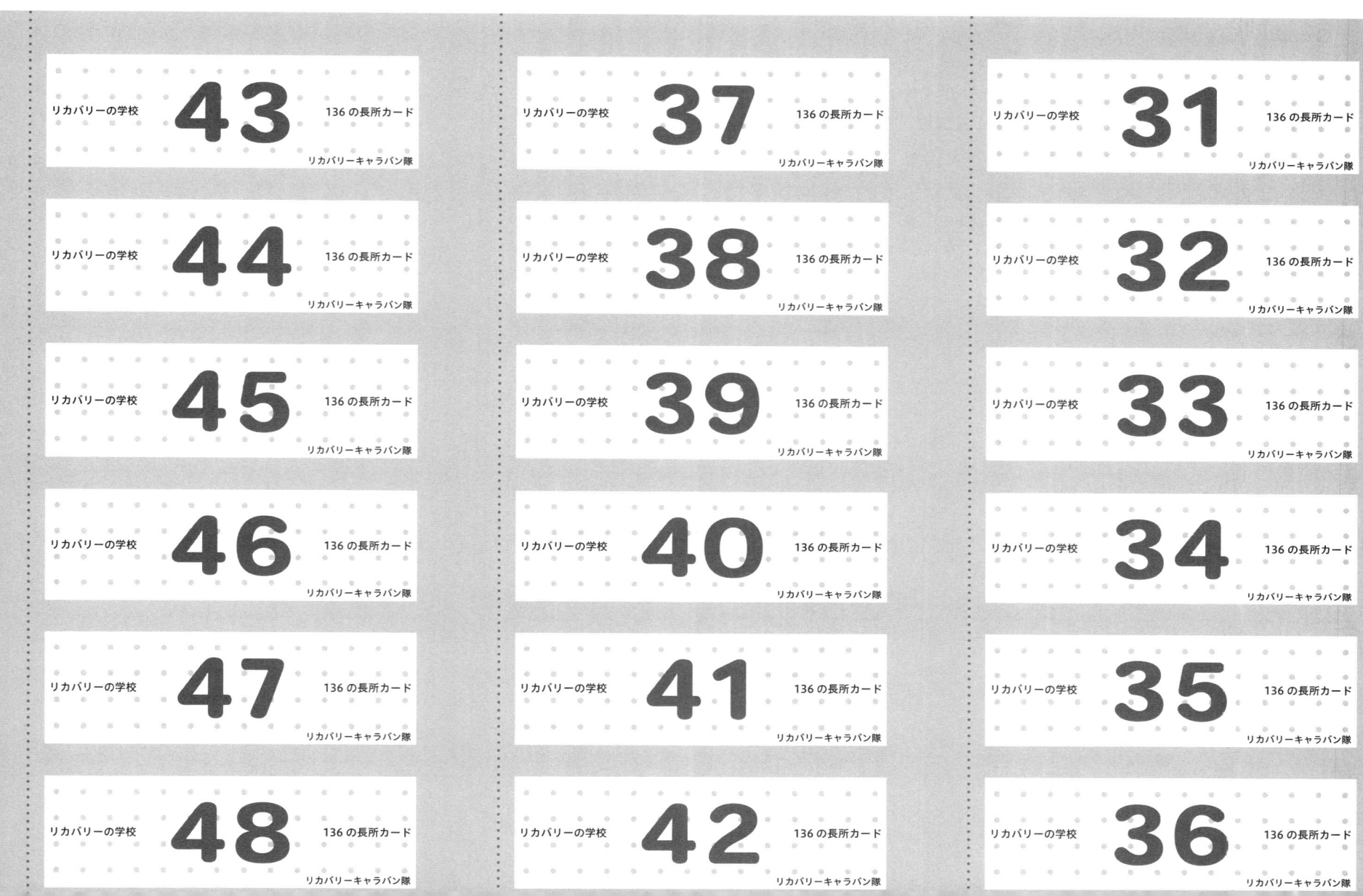

リカバリーの学校 43 136の長所カード	リカバリーの学校 44 136の長所カード	リカバリーの学校 45 136の長所カード	リカバリーの学校 46 136の長所カード	リカバリーの学校 47 136の長所カード	リカバリーの学校 48 136の長所カード
リカバリーの学校 37 136の長所カード	リカバリーの学校 38 136の長所カード	リカバリーの学校 39 136の長所カード	リカバリーの学校 40 136の長所カード	リカバリーの学校 41 136の長所カード	リカバリーの学校 42 136の長所カード
リカバリーの学校 31 136の長所カード	リカバリーの学校 32 136の長所カード	リカバリーの学校 33 136の長所カード	リカバリーの学校 34 136の長所カード	リカバリーの学校 35 136の長所カード	リカバリーの学校 36 136の長所カード

リカバリーの学校の教科書　**巻末付録**

49	独立心が強い	55	克服する力がある	61	我慢強い
50	物おじしない	56	自分を鍛える力がある	62	清々しい
51	忍耐力がある	57	目標を達成する力がある	63	素直である
52	ストレスに耐えられる	58	勤勉である	64	責任感がある
53	継続する力がある	59	粘り強い	65	誠実である
54	持久力がある	60	一度決めたらやり通す	66	純粋な気持ちをもっている

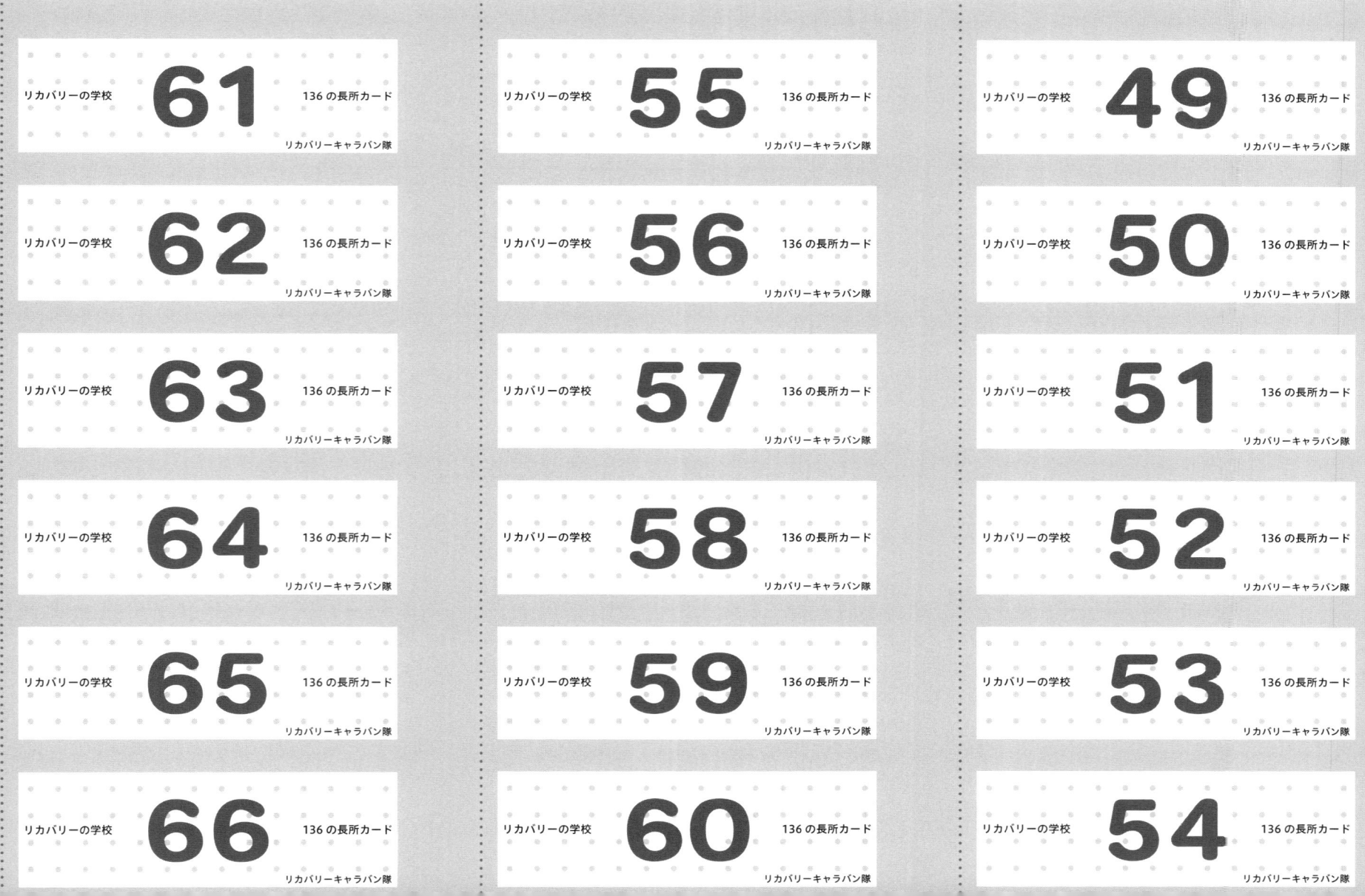

リカバリーの学校 61 136の長所カード	リカバリーの学校 62 136の長所キャラバン隊	リカバリーの学校 63 136の長所キャラバン隊	リカバリーの学校 64 136の長所カード	リカバリーの学校 65 136の長所カード	リカバリーの学校 66 136の長所キャラバン隊
リカバリーの学校 55 136の長所キャラバン隊	リカバリーの学校 56 136の長所カード	リカバリーの学校 57 136の長所キャラバン隊	リカバリーの学校 58 136の長所カード	リカバリーの学校 59 136の長所カード	リカバリーの学校 60 136の長所キャラバン隊
リカバリーの学校 49 136の長所キャラバン隊	リカバリーの学校 50 136の長所カード	リカバリーの学校 51 136の長所キャラバン隊	リカバリーの学校 52 136の長所カード	リカバリーの学校 53 136の長所カード	リカバリーの学校 54 136の長所キャラバン隊

67 正直である	73 思いやりがある	79 愛されるのがうまい
68 感受性が豊かだ	74 親切である	80 親密な関係が築ける
69 奉仕する気持ちがある	75 親しみやすい	81 愛情がある
70 サービス精神がある	76 人の役に立つことが好きだ	82 信頼されている
71 社会貢献できる	77 他の人を支援できる	83 温かみがある
72 他人のために動ける	78 愛することを大切にしている	84 人脈をつくるのがうまい

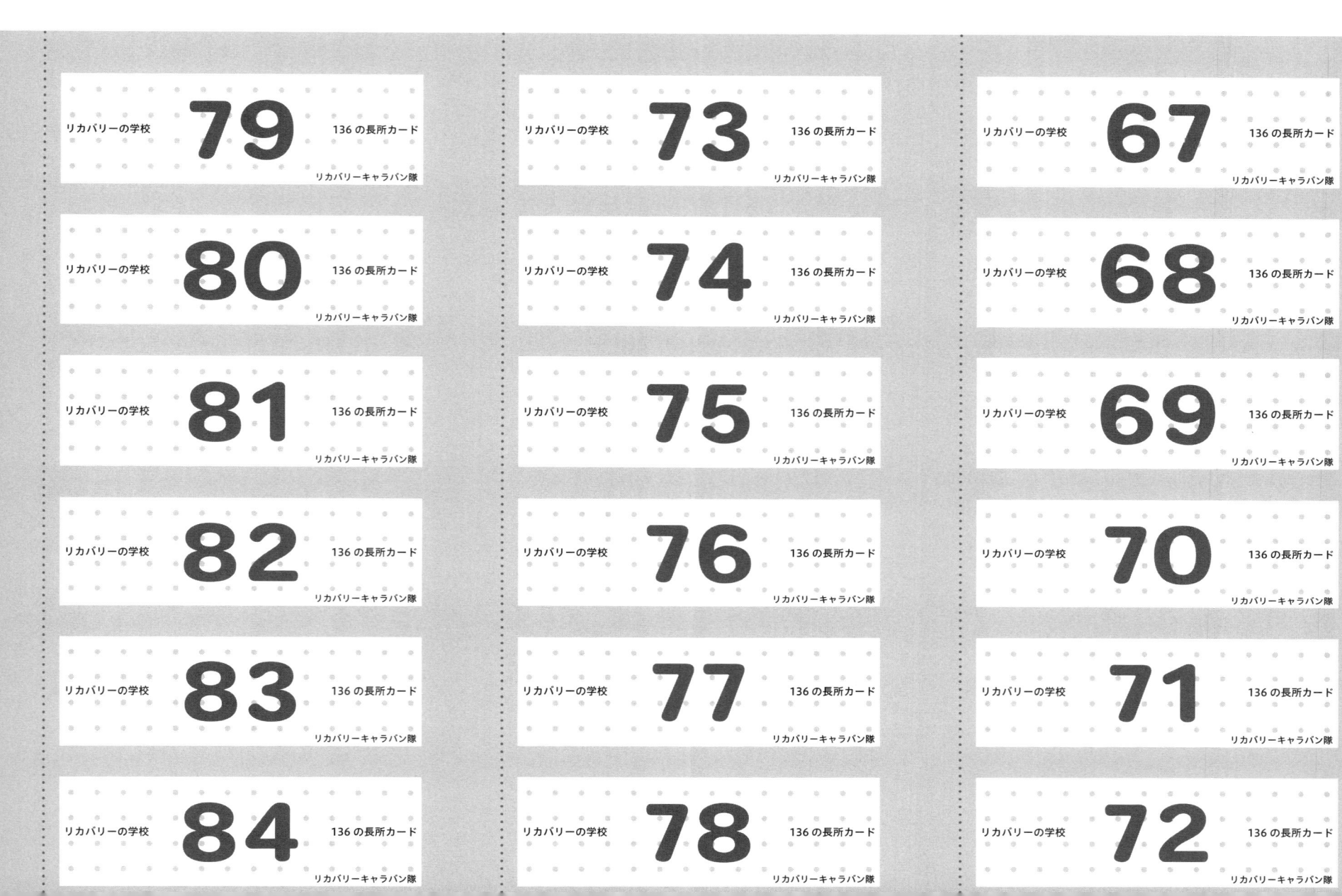

リカバリーの学校 **67** 136の長所カード	リカバリーの学校 **68** 136の長所カード	リカバリーの学校 **69** 136の長所カード	リカバリーの学校 **70** 136の長所カード	リカバリーの学校 **71** 136の長所カード	リカバリーの学校 **72** 136の長所キャラバン隊
リカバリーの学校 **73** 136の長所キャラバン隊	リカバリーの学校 **74** 136の長所カード	リカバリーの学校 **75** 136の長所カード	リカバリーの学校 **76** 136の長所カード	リカバリーの学校 **77** 136の長所カード	リカバリーの学校 **78** 136の長所キャラバン隊
リカバリーの学校 **79** 136の長所キャラバン隊	リカバリーの学校 **80** 136の長所カード	リカバリーの学校 **81** 136の長所カード	リカバリーの学校 **82** 136の長所カード	リカバリーの学校 **83** 136の長所カード	リカバリーの学校 **84** 136の長所キャラバン隊

リカバリーの学校の教科書　巻末付録

85	協調性がある
86	規律を守る力がある
87	マナーをわきまえている
88	チームワークがうまい
89	忠誠心が強い
90	義理人情に厚い
91	協力的である
92	礼儀正しい
93	公正さを大切にしている
94	公平である
95	主体性がある
96	物事をうまく管理・調整できる
97	リーダーシップが取れる
98	気持ちのコントロールができる
99	ピンチに対処できる
100	自制心がある
101	健康管理がうまい
102	コスト意識がある

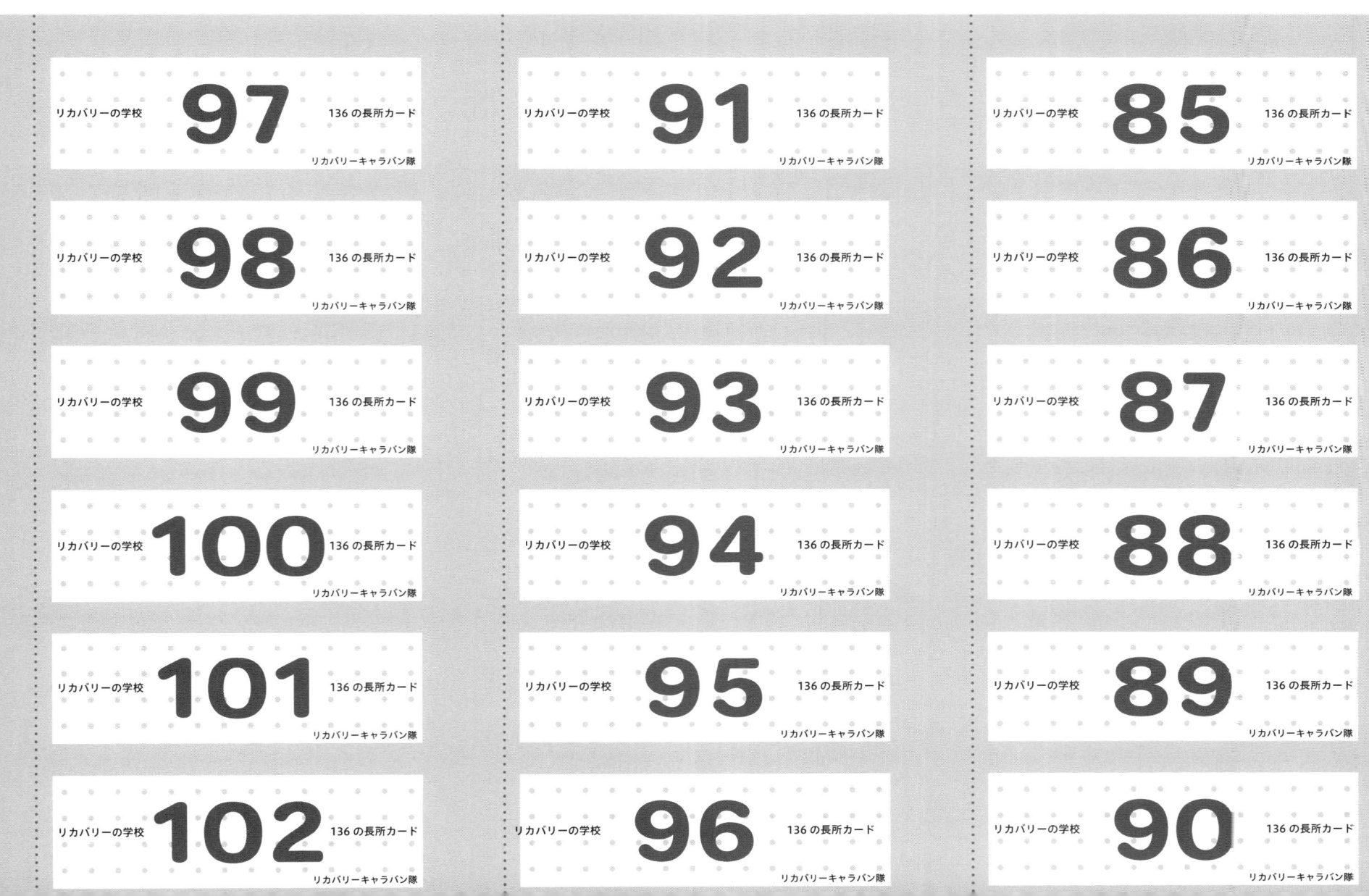

リカバリーの学校 97 136の長所カード	リカバリーの学校 98 136の長所カード	リカバリーの学校 99 136の長所カード	リカバリーの学校 100 136の長所カード	リカバリーの学校 101 136の長所カード	リカバリーの学校 102 136の長所カード
リカバリーの学校 91 136の長所カード	リカバリーの学校 92 136の長所カード	リカバリーの学校 93 136の長所カード	リカバリーの学校 94 136の長所カード	リカバリーの学校 95 136の長所カード	リカバリーの学校 96 136の長所カード
リカバリーの学校 85 136の長所カード	リカバリーの学校 86 136の長所カード	リカバリーの学校 87 136の長所カード	リカバリーの学校 88 136の長所カード	リカバリーの学校 89 136の長所カード	リカバリーの学校 90 136の長所カード

リカバリーの学校の教科書　巻末付録

103 危険を回避できる	109 芸術的センスがある	115 前向きである
104 慎重である	110 感謝の気持ちを絶やさない	116 立ち直りが早い
105 注意深い	111 プラス思考である	117 目的意識がはっきりしている
106 用心深い	112 希望を絶やさない	118 信念が強い
107 倹約できる	113 楽観的である	119 信仰心がある
108 謙虚である	114 幸せである	120 寛容で広い心をもっている

| リカバリーの学校 115 136の長所カード |
| リカバリーの学校 116 136の長所カード |
| リカバリーの学校 117 136の長所カード |
| リカバリーの学校 118 136の長所カード |
| リカバリーの学校 119 136の長所カード |
| リカバリーの学校 120 136の長所カード |

| リカバリーの学校 109 リカバリーキャラバン隊 |
| リカバリーの学校 110 136の長所カード |
| リカバリーの学校 111 136の長所カード |
| リカバリーの学校 112 136の長所カード |
| リカバリーの学校 113 136の長所カード |
| リカバリーの学校 114 136の長所カード |

| リカバリーの学校 103 リカバリーキャラバン隊 |
| リカバリーの学校 104 136の長所カード |
| リカバリーの学校 105 136の長所カード |
| リカバリーの学校 106 136の長所カード |
| リカバリーの学校 107 136の長所カード |
| リカバリーの学校 108 136の長所カード |

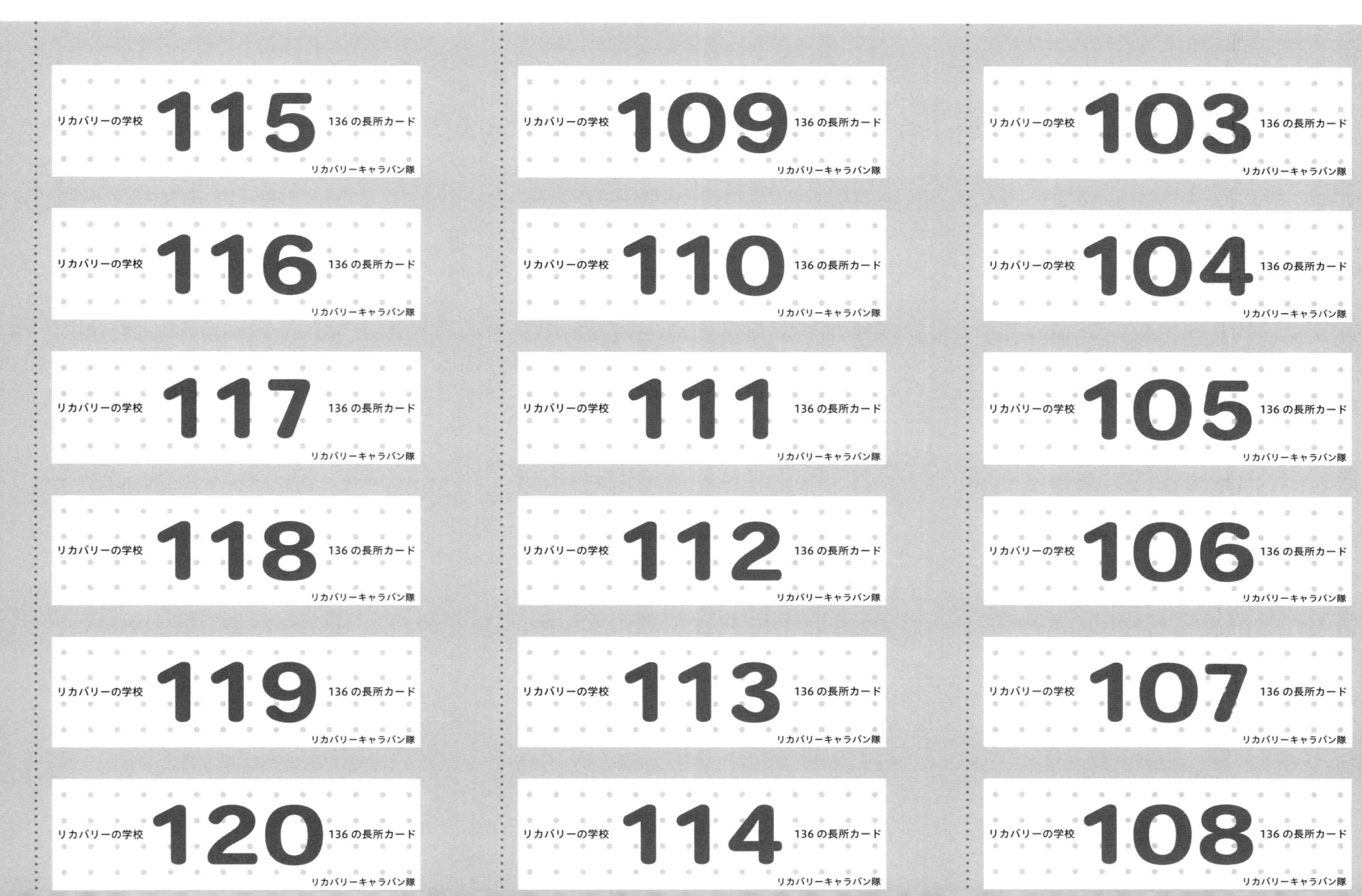

リカバリーの学校の教科書　巻末付録

121	融通がきく	127	熱意がある	133	健康的である
122	気持ちがゆったりしている	128	情熱的である	134	はつらつとしている
123	ユーモアがある	129	意気込みがある	135	元気がある
124	陽気である	130	熱心である	136	力強い、パワフルである
125	明るい	131	一生懸命である		
126	積極的である	132	体力がある		

| リカバリーの学校 **133** 136の長所カード |
| リカバリーの学校 **134** 136の長所カード |
| リカバリーの学校 **135** 136の長所カード |
| リカバリーの学校 **136** 136の長所カード |

| リカバリーの学校 **127** 136の長所カード |
| リカバリーの学校 **128** 136の長所カード |
| リカバリーの学校 **129** 136の長所カード |
| リカバリーの学校 **130** 136の長所カード |
| リカバリーの学校 **131** 136の長所カード |
| リカバリーの学校 **132** 136の長所カード |

| リカバリーの学校 **121** 136の長所カード |
| リカバリーの学校 **122** 136の長所カード |
| リカバリーの学校 **123** 136の長所カード |
| リカバリーの学校 **124** 136の長所カード |
| リカバリーの学校 **125** 136の長所カード |
| リカバリーの学校 **126** 136の長所カード |

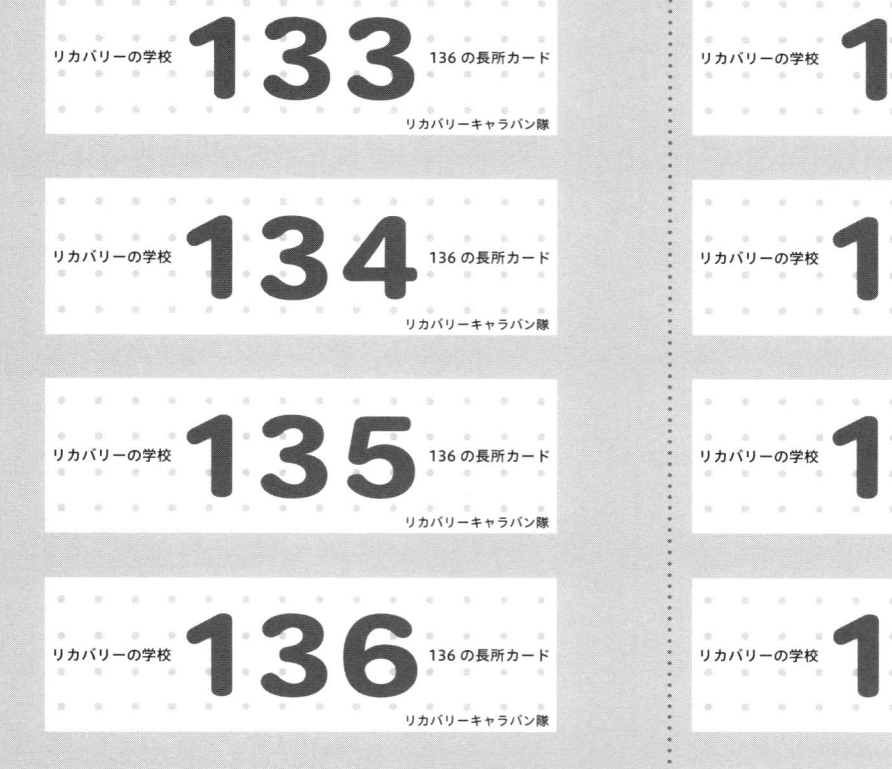

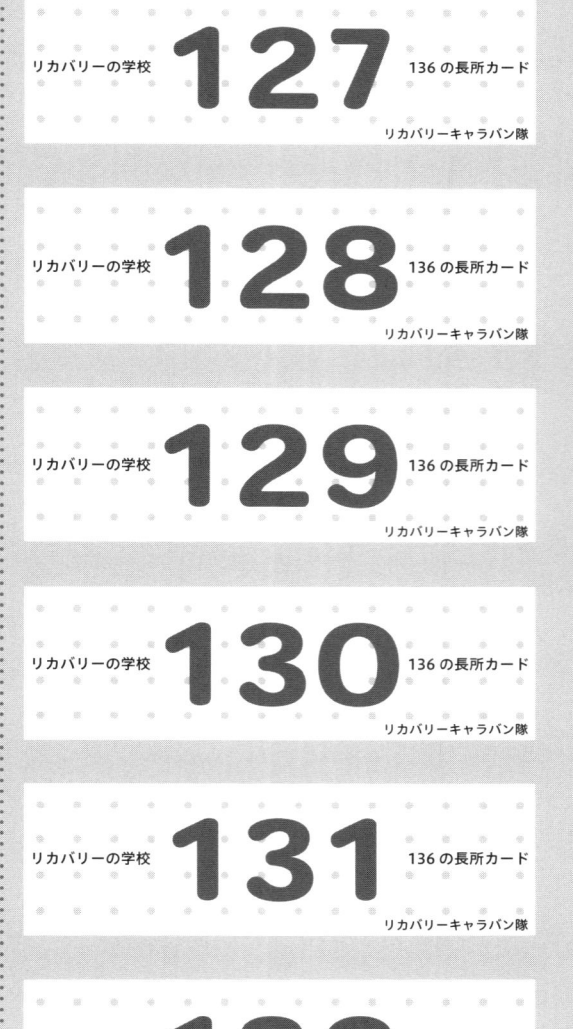

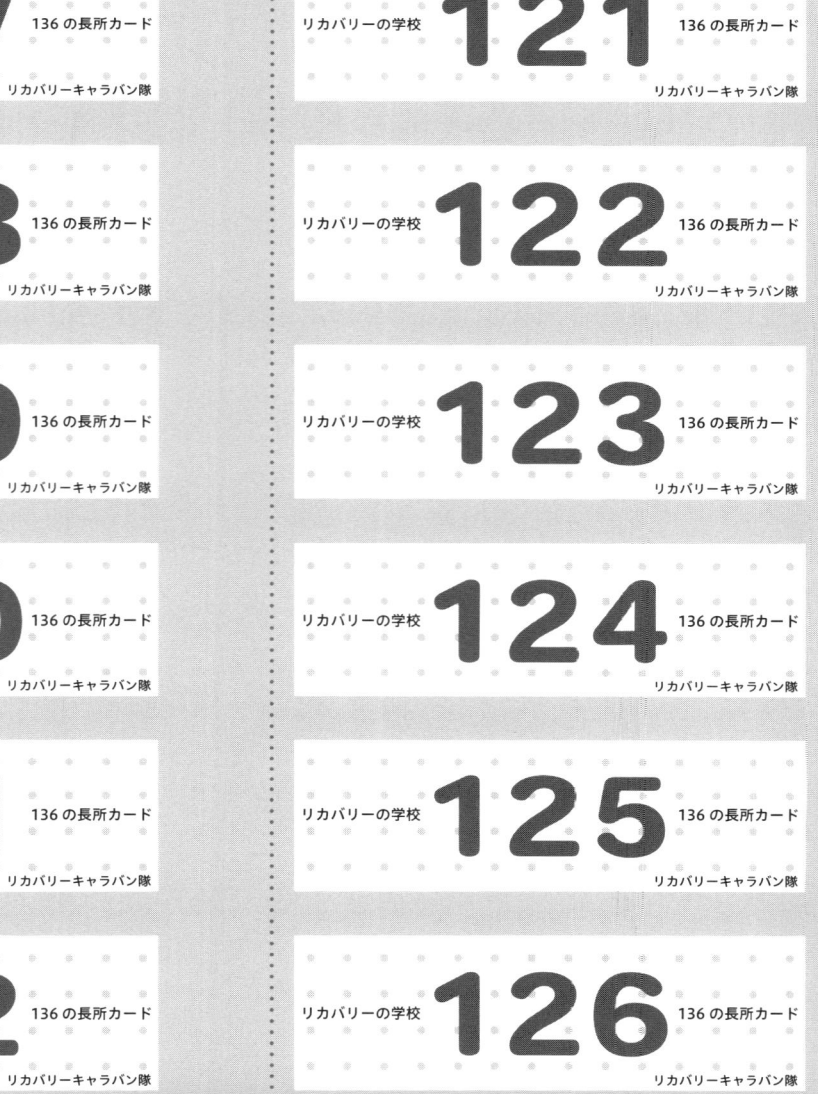

プロフィール

飯野 雄治（いいの ゆうじ）

小学6年時に工藤順一（元、国語専科教室）に師事、開成学園高校（社会科研究部）、筑波大学生物資源学類（生物応用化学）、北海道大学文学部（哲学・倫理学）、稲城市障害福祉課や生活福祉課、子ども家庭支援センター、厚労省老健局を経て稲城市高齢福祉課。リカバリーの学校調布校やピアスタッフネットワーク、減薬サポート情報会議、カスタマイズ就業サポートセンターを運営。主な共著書等に「Q&Aで理解する就労支援IPS」（EDITEX）、「働くこととリカバリー IPS ハンドブック」「当事者主動サービスで学ぶピアサポート」（クリエイツかもがわ）、「ポジティブ心理学再考」（ナカニシヤ出版）、「Q&Aでわかるこころの病の疑問100」（中央法規）、「ピアスタッフとして働くヒント」（星和書店）。

中原 さとみ（なかはら さとみ）

明治学院大学社会学部社会福祉学科卒業。精神保健福祉士、相談支援専門員、キャリアコンサルタント、公認心理師、米国IPSセンター認定IPSスーパーバイザー・就労スペシャリスト。桜ヶ丘記念病院にて2005年より現在までIndividual Placement and Supportを実践し普及活動を行っている。日本精神保健福祉士協会 就労・雇用支援の在り方検討委員会委員、東京精神科病院協会 精神障害者雇用促進委員会委員、多摩市障がい者差別解消支援地域協議会委員、リカバリーキャラバン隊事務局長。共著者に「働くこととリカバリー IPS ハンドブック」（クリエイツかもがわ）、「Q&Aで理解する就労支援IPS」（EDITEX）ほか、2021年翻訳本「IPS援助付き雇用」（金剛出版）を出版予定。

リカバリーキャラバン隊

Eメール
recoverycaravan@gmail.com

Facebook
https://facebook.com/recoverycaravanTai/

ツイッター
http://twitter.com/recoverycaravan

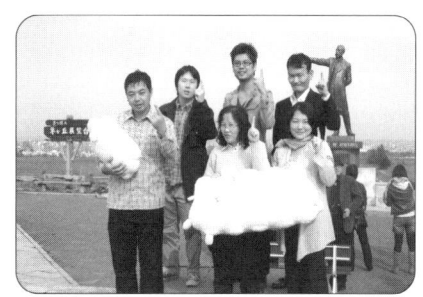

北海道へキャラバン。ご要望があれば出張いたします。お気軽にご相談ください

題字制作：稲垣 直也（いながき なおや）

1969年11月7日東京都生まれ。病を発症後作詞家を夢みるようになる。2000年に歌の作詞を書いていたが、徐々に詩が短くなり独自のスタイルで「道草の湯」を趣味として書き始めるようになる。2010年、NHK教育テレビ「きらっといきる」で「だめなときこそ」という作品が取り上げられ、その後1年間スタジオに飾られ続ける。2011年、リカバリーキャラバン隊の活動のなかで、作品で講演会などに参加させてもらえるようになる。「作品を見ていただいたときに、なんかこころが温まるよと言ってもらえるような作品を書けるように病と向き合いながら創作活動をしていけたらと思っています。これからもどうかよろしくお願いします」

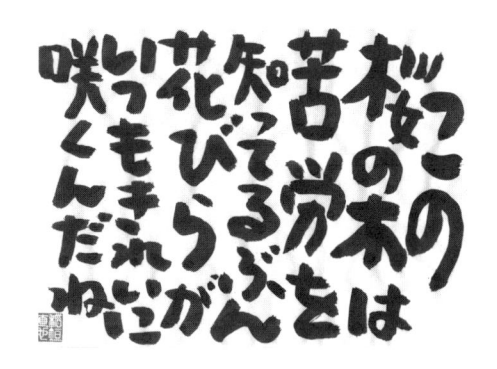

| リカバリーの学校の教科書　精神疾患があっても充実した人生を送れます！ |

2012年9月1日	初版第1刷発行
2018年3月1日	初版第2刷発行
2021年4月1日	初版第3刷発行

編　著	飯野　雄治　中原　さとみ　リカバリーキャラバン隊
発行人	中川　清
発行所	有限会社 EDITEX（エディテクス）
	神奈川県川崎市宮前区南平台 20-37-401　〒216-0024
	TEL. 044-789-8858　FAX. 044-789-8887　http://www.editex.co.jp/
印刷・製本	シナノ印刷株式会社

Ⓒ 2012 Yuuji Iino, Satomi Nakahara
Printed in Japan
ISBN978-4-903320-26-7